3ステップ
実践 緩和ケア
第2版

編集

森田 達也　聖隷三方原病院 緩和支持治療科
木澤 義之　神戸大学大学院医学研究科 内科系講座 先端緩和医療学分野
梅田 恵　昭和大学 保健医療学部
久原 幸　㈱メディカルシステムネットワーク 薬局事業本部

Three-step Approach
in Palliative Care Practice

青海社

改訂にあたって

　『3ステップ緩和ケア』の改訂を行うにあたって，今は昔となった当時のことを記載しておきたい．2017年現在，「緩和ケア」は普通の言葉となったが，10年前は耳慣れない言葉であった．2006年がん対策基本法が成立したことを受けて，緩和ケアの推進がまさに怒涛のごとく進められた．緩和ケアに携わっている医療者も少なかった時代である．筆者を含む少数の「たまたまその時代にいあわせた」緩和ケア従事者が多くの事業の基礎をつくる作業に24時間365日をささげることになった．

　『3ステップ実践緩和ケア』は，もともと，2007〜2010年にかけて行われた緩和ケアの地域介入研究（OPTIMプロジェクト）で使用されるマテリアルとして作成された「ステップ緩和ケア」を基盤としている．地域介入が念頭にあるため，医師だけではなく地域の多職種で共通して使用できること，患者・家族向けのパンフレットがあること，薬物の選択や投与量など簡便であることを念頭に作成された．50名以上が作成に関わった．

　この内容は2008年頃より実施された緩和ケア研修会（PEACEプロジェクト）でも利用された．その後，『がん緩和ケアガイドブック』（2010年）として出版され，改訂版である『新版がん緩和ケアガイドブック』（2017年）に引き継がれている．これらは，公的な講習会の資料となるため制約がある．世の中にでている薬剤は一通り網羅しないといけないし（使用頻度の高い薬剤だけ書くというわけにもいかない），「そうはいっても本当はこうやっているんだけど」とも書きにくい．すべての苦痛への対処を3ステップラダーであらわすことも，学術的につきつめれば正しいともいえないところはある．

　本書は，もともとの『ステップ緩和ケア』の利点を精一杯生かして執筆した．すなわち，すべての症状を（やや無理やりのところはあるものの）3ステップラダーで統一し，患者・家族にも分かりやすい（ということは慣れていない医療者にとっても分かりやすい）パンフレットがそろっている．薬物も主なものだけにして，投与量も簡便にすることを心がけた．

　多職種で使える，パンフレットあり，具体的で簡便な3ステップラダーで統一，これが本書のうりである．

　最後になるが，ステップ緩和ケアシリーズに関わっていただいた多くの諸氏に感謝を伝えたい．

編集者一同
　森田達也，木澤義之，梅田　恵，久原　幸

初版序文

本書は,毎日毎日の緩和ケアの実践の助けとなることを願って作られたものです。緩和ケアに関するハンドブックやマニュアルは多く出版されていますが,本書は以下の点で新しいものです。

1. 多職種の共通言語

マニュアルというと,医師向け・看護師向けなど職種を限ったものが多いと思います。本書は,患者に関わるすべての職種が,この1冊を見れば「共通言語」になるように作成しました。本書を共通言語として,「○ページに…と書いてあるので」というような使い方ができれば,多職種間のコミュニケーションにも役立ちます。

2. 「患者・家族用パンフレット」などがダウンロード可能

文字だけではわからない情報は,パンフレットにしています。パンフレットは,「看取りをする家族のためのパンフレット」「からだのだるさに困ったとき」「腹がふくれる,張るとき」など26種類を準備しています。

3. 具体的に投与量を記述

即戦力になることを重視して,「この薬剤をこれくらい,このように使用して,効果がなければ次はこれを」のような具体的な記述にしました。一般名から探す手間がかかりません。

4. 持ち運べる大きさ

病院や施設で働かれている方は,白衣のポケットに,往診や訪問看護・介護に行かれる方は,カバンに無理なく入る大きさにしました。

5. 緩和ケアで生じるほとんどの問題をカバー

痛み・呼吸困難・不穏など症状に対する薬物療法,ケアの工夫,説明の仕方から,看取りのケアまでを1冊にコンパクトにまとめています。あちこち探さなくても,最低限必要な知識がここにまとまっています。

6. がんだけでなく,非がんでも

がん患者の緩和ケアを念頭に置いてはいますが,看取りのケアや呼吸困難のケアなど,がん以外の患者さんにも応用可能な内容になっています。

7. 在宅での工夫を

在宅(自宅や施設)で利用しやすいように,注射薬が利用しにくいときの対応などを充実させています。

病院・施設・在宅など,緩和ケアが必要とされる場面で有効に活用していただければ幸いです。

編集者一同
　　木澤義之,森田達也,新城拓也,梅田　恵,久原　幸

目 次

I はじめに……1
1. 目的……1
2. 使用にあたって……1

II 評価……4
1. 症状の評価の仕方……4
   (1) 簡便な症状評価の問診……5
   (2) 患者による症状評価の方法……6
   (3) 医療者による症状評価の方法……7
      a) STAS-J の使い方……7
      b)「疼痛の評価シート」の使い方……8
2. 終末期がん患者の病状の変化と余命の予測……9
   (1) 予測される病状の変化……9
      a) 肺がん,肺転移など肺病変を主体とするもの……9
      b) 黄疸,肝転移など肝病変を主体とするもの……9
      c) 消化管閉塞,がん性腹膜炎を主体とするもの……10
   (2) 生命予後の予測……11
      a) Palliative Prognostic Score……11
      b) Palliative Prognostic Index……12
      c) Prognosis in Palliative care Study predictor models (PiPS モデル)……12

III 症状マネジメント……14
1. 疼痛……14
   (1) 非オピオイドの開始……16
   (2) オピオイドの導入……22
   (3) 残存・増強した痛みの治療……30
   (4) オピオイドの副作用対策……40 (便秘は p.68 参照)
      a) 眠気……40
      b) せん妄……42
      c) 悪心……44
2. 呼吸器症状……46
   (1) 呼吸困難……46
   (2) 咳・痰……51
3. 消化器症状……56
   (1) 悪心・嘔吐……56
   (2) 消化管閉塞による悪心・嘔吐……62
   (3) 便秘……68
   (4) 腹部膨満感……72
   (5) 食欲の低下……78
4. 倦怠感……82
5. せん妄……88
6. 不眠……94
7. 気持ちのつらさ……100

    8．治療抵抗性の苦痛…………106
    9．死が近づいたときのケア…………114
Ⅳ 緩和ケアのスキル…………126
  1．痛みのマネジメントのスキル…………126
    (1) オピオイドスイッチング…………126
    (2) 鎮痛補助薬の使い方…………128
    (3) 経口オピオイドを内服できなくなったときの対処…………130
    (4) フェンタニルによる鎮痛の開始…………132
    (5) 神経ブロックが有効ながん疼痛…………133
  2．ステロイドの使い方…………134
  3．高カルシウム血症の治療…………135
  4．持続皮下注射…………136
  5．皮下輸液…………138
  6．口腔ケア…………140
  7．在宅緩和ケアのスキル…………142
    (1) 消化管閉塞により内服・飲水ができなくなった場合の対応…………142
      ⓐ 内服薬の投与経路の変更…………142
      ⓑ 消化管閉塞の緩和治療…………143
      ⓒ 水分・栄養補給の検討…………143
    (2) 死亡直前期の臓器不全による呼吸困難とせん妄の対応…………144
      ⓐ 病態が不可逆的であることの診断…………144
      ⓑ 患者・家族への説明…………144
      ⓒ 苦痛の緩和…………144
    (3) 看取りのときの臨時指示例…………146
      ⓐ 経口オピオイドを使用しておらず苦痛の程度が少ない場合…………146
      ⓑ 経口オピオイドを使用しており，皮下・静脈投与が容易にできない場合…………146
      ⓒ 皮下・静脈投与を使用する場合…………147
Ⅴ 悪い知らせを伝える…………148
  1．悪い知らせを伝える方法…………148
  2．緩和ケアを紹介する…………152
  3．答えにくい質問…………154
Ⅵ 資料…………156
  1．オピオイドについての資料…………156
    (1) オピオイド製剤一覧…………156
    (2) オピオイド力価換算表…………160
    (3) オピオイドのレスキュー計算表…………161
  2．緩和ケアで使用される向精神薬一覧…………162
  3．参考文献…………163
Ⅶ 索引
  1．FAQ一覧…………165
  2．事項索引…………167

■ホームページからダウンロードできる評価用ツールと患者・家族用パンフレット一覧

I. 評価用ツール
  A. 患者による症状評価の方法
    1) 生活のしやすさに関する質問票
  B. 医療者による症状評価の方法（疼痛の評価シート）
    1) 疼痛の評価シート
    2) 疼痛の評価シートの記入の仕方
    3) 「疼痛の評価シート」をもとにした疼痛治療マニュアル

II. 患者・家族用パンフレット
  A. つらい症状があるときの対応の仕方
    1) がんの痛みが心配なとき
    2) 医療用麻薬（モルヒネなど）をはじめて使用するとき
    3) 定期使用の鎮痛薬を使っても痛みがあるとき
    4) 息切れ，息苦しさに困ったとき
    5) 吐き気・嘔吐があるとき
    6) 便が出にくいとき
    7) お腹がふくれる，張るとき
    8) 食欲がないとき
    9) からだのだるさに困ったとき
    10) 意識が混乱したとき（せん妄）
    11) ぐっすり眠れないとき
  B. 死が近づいたときのケアのパンフレット（これからの過ごし方について）
    1) これからの過ごし方について
    2) これからどうなるのでしょうか
    3) 苦しさは増すのでしょうか
    4) つじつまが合わず，いつもと違う行動をとるとき
    5) のどが「ゴロゴロ」するとき
    6) 点滴について考えるとき

■パンフレットのダウンロード方法

　本書で紹介している「生活のしやすさに関する質問票」，患者・家族用パンフレット「息切れ，息苦しさに困ったとき」「これからの過ごし方について」など，21種類のパンフレットは，本書をご購入の方に限り，以下の方法でダウンロードできます。

---

1. 青海社のホームページ〔https://www.seikaisha.blue/〕へアクセス（検索エンジンで「青海社」を検索）。
2. 上のメニューにある「書籍」ボタンをクリックし，書籍のなかから『3 ステップ 実践緩和ケア 第 2 版』をクリックする。または，上の「サイト内簡易検索」で『3 ステップ 実践緩和ケア 第 2 版』を検索し，検索結果から『3 ステップ 実践緩和ケア 第 2 版』をクリック。
3. 『3 ステップ 実践緩和ケア 第 2 版』のページの一番下にある「ダウンロードコンテンツ」をクリック。
4. 『3 ステップ 実践緩和ケア 第 2 版』のダウンロードのページが開くので，パスワード「step1234」を入力して，「確定」ボタンをクリックする。
5. 画面が切り換わるので，「パンフレットをダウンロードする」をクリックする。
6. zip ファイルがダウンロードされるので必要に応じて解凍してご利用ください。

【略　語】

呼吸数：分時呼吸数（回/分）
NRS（numeric rating scale）：「症状がまったくないときを 0，これ以上ひどい症状が考えられないときを 10」として，症状の強さを 11 段階で表現する測定方法
オピオイドスイッチング：あるオピオイドを他のオピオイドに変更すること。たとえば，モルヒネをオキシコドンに変更するなど。オピオイドローテーションともいう
NSAIDs：非ステロイド性消炎鎮痛薬
PPI：プロトンポンプ阻害薬
SSRI：選択的セロトニン再取り込み阻害薬
SNRI：セロトニン・ノルアドレナリン再取り込み阻害薬
NaSSA：ノルアドレナリン作動性・特異的セロトニン作動性抗うつ薬

■編 集（順不同）
森田　達也（聖隷三方原病院 緩和支持治療科）
木澤　義之（神戸大学大学院医学研究科 内科系講座
　　　　　　先端緩和医療学分野）
梅田　　恵（昭和大学 保健医療学部）
久原　　幸（㈱メディカルシステムネットワーク 薬局事業本部）

Ⅰ はじめに

1. 目 的
　『3ステップ 実践緩和ケア 第2版』は，実際にがん患者の緩和ケアを行う医療福祉従事者がすぐに使えることを目的として作成した（一部非がん患者にも応用可能）。内容は専門家の合意によって作成され，可能な限りエビデンスを反映させた。

2. 使用にあたって
- 「Ⅲ．症状マネジメント」の章では，左ページでステップを使って治療の進め方を示し，右ページで解説や処方例を示した。また，FAQ（frequently asked question：よくある質問）では，臨床場面でよくみられる困る場面についての対応を示した。
- 項目の内容によって色を統一して示している。

> 症状：青色
> FAQ：水色
> 評価：オレンジ色
> 治療・処方例：緑色
> ケアのポイント，パンフレットの使い方：ピンク
> 治療目標とコンサルテーション：むらさき色
> ◈：参照する項目
> HP：青海社ホームページ〔https://www.seikaisha.blue〕からダウンロードできるパンフレット（ダウンロード方法は，p.viii を参照）

コンサルテーション
- 症状緩和に関する専門家（緩和ケアチーム，ペインクリニック，がん治療専門医，精神科医，がん看護専門看護師など）に相談することをいう。緩和ケアチームにコンサルテーションする基準については，各地域・病院の緩和ケアチームの基準を参考にする。

- 本書を見てすぐに処方できるように，薬剤名は代表的なものを商品名で挙げたが，それ以外の薬剤の使用を妨げるものではない。処方例は原則として，薬剤名・商品名（規格単位），用量，用法の順に記載した。
（内服薬の例）　　ノバミン（5mg）　3錠　分3
　　　　　　　　　ノバミン規格単位5mgの錠剤を3錠，分3にて投与する
（注射薬の例）　　セレネース（5mg/A）　0.3A　皮下注
　　　　　　　　　セレネース注射薬（1アンプル＝5mg）を0.3A，皮下注する
（坐薬の例）　　　アンペック坐薬（10mg）　3個/日　分3（8時間ごと）
　　　　　　　　　アンペック坐薬規格単位10mgの坐薬を1日3個，8時間ごとに投与する
- 薬剤商品名の登録商標（®）は，省略した。
- 薬物療法については専門家が推奨する薬剤や用量が記述されており，健康

保険で認められている適応（適応症）や常用量と異なる場合がある。保険適応外使用の薬剤については，地域や病院の取り決めに従って，患者・家族に十分説明したうえで使用する。

- 薬物療法に関する情報は日々変化するため，薬剤の使用にあたっては，最新の添付文書などで確認のうえ，常に最新のデータにあたり使用する。
- 投与量は，成人，50kgの標準的な体格の患者を想定している。体格の小さい患者，高齢者，全身状態が不良な場合は減量して使用する。
- 血液検査，画像検査などは患者が治療を受けている療養環境に応じて，必ず行わなければいけないものではない。
- モルヒネなどの医療用麻薬は，患者・家族用の説明では「医療用麻薬」，医療者用の文章では「オピオイド」と記載した。
- 疼痛時に臨時的に追加する臨時追加投与量（レスキュードーズ）は，患者・家族用説明では「頓用薬（レスキュー）」，医療者用の文章では「レスキュー」と記載した。
- 疼痛時のオピオイド使用回数は，「それ以上使用すれば定時投与量の増量などを検討する目安」として回数を記載した。症状の強いときに，「それ以上使用してはいけない」ことを示すものではない。
- コミュニケーション例を挙げているが，コミュニケーションは言葉のみで成り立つものではなく，態度・行動・語調により同じ言葉を使用しても伝わり方は異なる。
- 患者・家族への説明・ケアにあたっては，パンフレット（本文では「パンフ」と略称で記載）を使用する。パンフレットでは医療者を「医師や看護師」と記載したが，多職種チームで使用する。

症状マネジメントのアルゴリズム

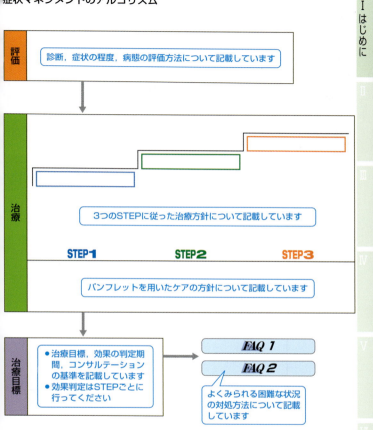

II 評価

1. 症状の評価の仕方

- 症状の評価は,患者自身の評価が基準(ゴールドスタンダード)である。
- 症状の評価は評価ツールを使用することを原則とする。
- 症状の評価ツールを用いないときは「**簡便な症状評価の問診**」(p.5)で評価する。評価ツールには,患者が記入するもの(「**生活のしやすさに関する質問票**」(p.6)と,医療者が記入するもの(STAS-J, p.7)がある。
- 疼痛について詳細に評価するときは,「**疼痛の評価シート**」(p.8)を用いる。
- 患者が記入できない場合,家族が記入する。

症状の評価の仕方の概要

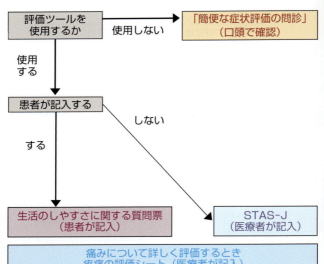

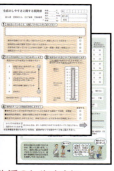
生活のしやすさに
関する質問票

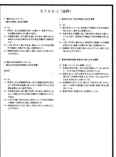
STAS-J

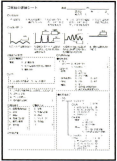
疼痛の評価シート

(1) 簡便な症状評価の問診

簡便に症状を確認するには,以下の質問をする

「何か症状で困っていることはありますか?」
「(症状で)日常生活に支障があって何か対応したほうがいいですか?」

疼痛の場合は以下の質問をする

- 「痛みに関しては,今の治療で満足されていますか? それとも痛みで日常生活に支障があって何か対応したほうがいいですか?」
- 「痛みは1日中ずっとありますか? それとも,たいていはいいけれど時々ぐっと痛くなりますか?」
- 「眠気・吐き気・便秘はどうですか?」
- 「痛みが強いときに使うお薬(頓用薬,レスキュー)は1日に何回使われますか? 効きますか? 使った後,眠気・吐き気はありますか?」

(2) 患者による症状評価の方法　　HP「生活のしやすさに関する質問票」

- **「生活のしやすさに関する質問票」**の使用目的は，患者の心配や苦痛を包括的に把握することである．スクリーニングに使用できる．
- 記入に要する時間は数分である．
- 患者に記入方法を説明する必要がある．患者向けの記入方法のインストラクションがある．
- 患者に必要な緩和ケアが明確になるように構成されている．

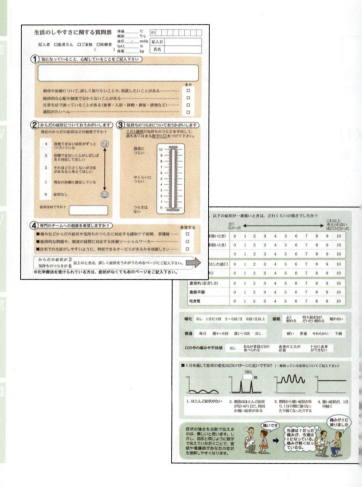

(3) 医療者による症状評価の方法

a) STAS-J の使い方

- STAS-J（Support Team Assessment Schedule 日本語版）は，患者の苦痛の程度を医療者が評価する方法である。
- 症状が患者の日常生活にどれくらい影響を与えているかを評価する。
- 得点≧2は何らかの対応が必要な状況と考える。

STAS-J による症状評価の目安

```
0  なし
1  現在の治療に満足している。時折・断続的な症状
2  時に悪い日があり，日常生活に支障をきたす。中程度。薬の調節や
   何らかの処置が必要だが，ひどい症状ではない
3  しばしばひどい症状があり，日常生活に著しく支障をきたす。重度
4  ひどい症状が持続的にある
```

STAS-J（抜粋）

1. 痛みのコントロール：
   痛みが患者に及ぼす影響

0= なし
1= 時折の，または断続的な単一の痛みで，患者が今以上の治療を必要としない痛みである。
2= 中程度の痛み。時に調子の悪い日もある。痛みのため，病状からみると可能なはずの日常生活動作に支障をきたす。
3= しばしばひどい痛みがある。痛みによって日常生活動作や物事への集中力に著しく支障をきたす。
4= 持続的な耐えられない激しい痛み。他のことを考えることができない。

2. 痛み以外の症状コントロール：
   痛み以外の症状が患者に及ぼす影響

症状名
(   )

0= なし
1= 時折の，または断続的な単一または複数の症状があるが，日常生活を普通に送っており，患者が今以上の治療を必要としない症状である。
2= 中等度の症状。時に調子の悪い日もある。病状からみると，可能なはずの日常生活動作に支障をきたすことがある。
3= たびたび強い症状がある。症状によって日常生活動作や物事への集中力に著しく支障をきたす。
4= 持続的な耐えられない激しい症状。他のことを考えることができない。

3. 患者の不安：不安が患者に及ぼす影響

0= なし
1= 変化を気にしている。身体面や行動面に不安の兆候は見られない。
2= 今後の変化や問題に対して張り詰めた気持ちで過ごしている。時々，身体面や行動面に不安の徴候が見られる。
3= しばしば不安に襲われる。身体面や行動面にその徴候が見られる。物事への集中力に著しく支障をきたす。
4= 持続的に不安や心配に強くとらわれている。他のことを考えることができない。

6. 家族の病状認識：家族の予後に対する理解

0= 予後について十分に理解している。
1= 予後を2倍長く，または短く見積もっている。例えば，2－3ヶ月であろう予後を6ヶ月と考えている。
2= 回復すること，または長生きすることに自信が持てない。例えば「この病気で死ぬ人もいるので，本人も近々そうなるかも知れない」と思っている。
3= 非現実的に思っている。例えば，予後が3ヶ月しかない時に，1年後には普通の生活や仕事に復帰できると期待している。
4= 患者が完全に回復することを期待している。

b)「疼痛の評価シート」の使い方　HP「疼痛の評価シート」

- **「疼痛の評価シート」**の使用目的は，直近の疼痛の評価を包括的に行うことである。
- 記入に要する時間は数分である。
- 記入方法の説明が必要である。医療者向けの記入方法のインストラクションがある。HP「疼痛の評価シートの記入の仕方」
- 患者に必要な治療が明確になるように構成されている。
- 記入された結果から疼痛の治療を行うガイドラインがある。

　　　　　　　HP「疼痛の評価シート」をもとにした疼痛治療マニュアル

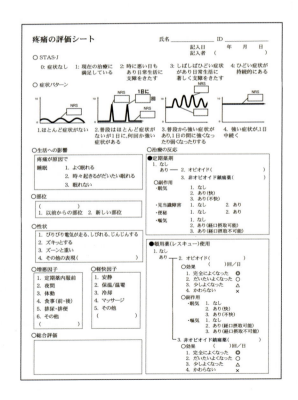

2. 終末期がん患者の病状の変化と余命の予測

(1) 予測される病状の変化

　がん患者の終末期の経過を，大きく3つに分けるとおおまかな経過を把握することができる。

a) 肺がん，肺転移など肺病変を主体とするもの

　この患者群では，呼吸不全が出現するまではADLや経口摂取が保たれているが，安静時の呼吸困難が生じてからは1〜3週間の短期間で悪化する。呼吸困難が徐々に増えながらも，ある程度身の回りのことができ，水分摂取や服薬は可能である。しかし，「動くと苦しいので動けない」「じっとしていても苦しい」などの症状が出現すると，低酸素血症のために身体機能を維持することができなくなり，数週間以内に死亡することが多い。
　呼吸困難を緩和するために，モルヒネの持続投与や苦痛緩和のための鎮静を必要とすることもある。一部の患者では，肺炎などの合併症でさらに急速な転帰をとる。

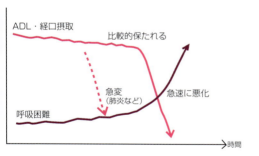

b) 黄疸，肝転移など肝病変を主体とするもの

　この患者群では，肝不全が進行するため，肝性脳症による意識障害を生じる。経口摂取量が徐々に低下し，ADLが低下する。30％程度の患者では過活動型せん妄（不穏）を経由した後に，その他の患者では不穏は生じないが徐々に意識が低下して，意識混濁となる。

倦怠感が強く，せん妄のために鎮静薬を必要とすることがあるが，痛みや呼吸困難は強くないことが多い．一部の患者では，出血，肺炎などの合併症で急速な転帰をとる．

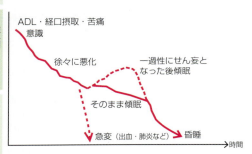

c）消化管閉塞，がん性腹膜炎を主体とするもの

　この患者群では，比較的早期から経口摂取ができなくなるため，高カロリー輸液などの補液が行われることが多い．高カロリー輸液は患者が身の回りのことが可能な時期には有効であるが，栄養は提供されていても徐々にがん悪液質による異化が亢進するため，腹水や浮腫が生じる．

　この時期に補液の減量を行った場合には，患者は徐々に意識が低下するが，苦痛はむしろ少なくなる．補液の減量を行わない場合は腹水の増加や，肺水腫をきたし，呼吸困難が生じることがある．一部の患者では，出血，消化管穿孔，感染症などの合併症で急速な転帰をとる．

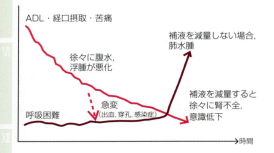

(2) 生命予後の予測

- 生命予後の予測は，患者の意向を反映した治療を選択するうえで重要である。
- 医師は，患者の生命予後を実際より長く予測する傾向がある。
- Palliative Prognostic Score, Palliative Prognostic Index を用いることで，より客観的な予後予測が可能になる。
- さらに客観的な予後予測では PiPS モデルを利用する。

a) Palliative Prognostic Score
- 計算方法
  - 臨床的な予後の予測，Karnofsky Performance Scale, 食欲不振, 呼吸困難, 白血球数(/mm^3), リンパ球(%)の該当得点を合計する。
- 解釈

得 点	30日生存確率	生存期間の 95%信頼区間
0～5.5点	＞70%	67～87日
5.6～11点	30～70%	28～39日
11.1～17.5点	＜30%	11～18日

- 特徴
  - 「臨床的な予後の予測」が得点の多くを占めるため客観性は小さいが，予測精度が高い。

表Ⅱ-1 Palliative Prognostic Score の計算式

臨床的な予後の予測	1～2週 3～4週 5～6週 7～10週 11～12週 ＞12週	8.5 6.0 4.5 2.5 2.0 0
Karnofsky Performance Scale ◆ (p.13)	10～20 ≧30	2.5 0
食欲不振	あり なし	1.5 0
呼吸困難	あり なし	1.0 0
白血球数 (/mm^3)	＞11000 8501～11000 ≦8500	1.5 0.5 0
リンパ球 (%)	0～11.9 12～19.9 ≧20	2.5 1.0 0

b) Palliative Prognostic Index

● **計算方法**
- Palliative Performance Scale, 経口摂取量, 浮腫, 安静時呼吸困難, せん妄の該当得点を合計する。

● **解釈**
- 合計得点が6より大きい場合, 患者が3週間以内に死亡する確率は感度80%, 特異度85%, 陽性反応適中度71%, 陰性反応適中度90%である。

● **特徴**
- 客観症状に基づいて予測するため客観性は高いが, 長期予後の予測精度は低い。3週間生存の予測に用いる。

表Ⅱ-2 Palliative Prognostic Index の計算式

Palliative Performance Scale (p.13)	10〜20	4.0
	30〜50	2.5
	≧60	0
経口摂取量*	著明に減少(数口以下)	2.5
	中程度減少(減少しているが数口よりは多い)	1.0
	正常	0
浮腫	あり	1.0
	なし	0
安静時呼吸困難	あり	3.5
	なし	0
せん妄	あり(原因が薬物単独, 臓器障害に伴わないものは含めない)	4.0
	なし	0

*消化器閉塞のため高カロリー輸液を施行している場合は0点とする。

c) Prognosis in Palliative care Study predictor models (PiPS モデル)

● **計算方法**
- 疾患の状態(原発, 遠隔転移, 肝転移, 骨転移), 症状(認知機能障害, 食欲不振, 倦怠感, 呼吸困難, 嚥下困難, 体重減少), 全身状態(ECOG の Performance status, Global Health), 理学所見(脈拍数), 血液所見(白血球数, 好中球数, リンパ球数, 血小板数, 尿素, ALT (GPT), アルブミン, CRP) のデータをウェブサイト http://www.pips.sgul.ac.uk/ に入力する。

● **解釈**
- 患者の予後が14日以下(日単位), 15日から55日(週単位), 56日以上(月単位)で予測される。

表Ⅱ-3 Karnofsky Performance Scale(抜粋)

普通の生活・労働が可能。特に介護する必要はない	100
	90
	80
労働はできないが,家庭での療養が可能。日常生活の大部分で症状に応じて介助が必要	70
	60
	50
自分自身の世話ができず,入院治療が必要。疾患がすみやかに進行している	動けず,適切な医療・介護が必要	40
	全く動けず,入院が必要	30
	入院が必要。重症,精力的な治療が必要	20
	危篤状態	10

表Ⅱ-4 Palliative Performance Scale(PPS)

%	起居	活動と症状	ADL	経口摂取	意識レベル
100	100% 起居している	正常の活動が可能 症状なし	自立	正常	清明
90		正常の活動が可能 いくらかの症状がある			
80		いくらかの症状はあるが 努力すれば正常の 活動が可能			
70	ほとんど起居 している	何らかの症状があり 通常の仕事や業務が困難		正常 または 減少	
60		明らかな症状があり 趣味や家事を 行うことが困難	時に 介助		清明 または 混乱
50	ほとんど座位か 横たわっている	著明な症状があり どんな仕事も することが困難	しばしば 介助		
40	ほとんど臥床		ほとんど 介助		清明 または 混乱 または 傾眠
30	常に臥床		全介助	減少	
20				数口以下	
10				マウスケア のみ	傾眠または 昏睡

● PPSの値の求め方
　○ 項目は,左側(起居)から右側に,優先度が高い順に並べられている。
　　左から順番にみて,患者に最もあてはまるレベルを決定する。

Ⅲ 症状マネジメント

1. 疼痛

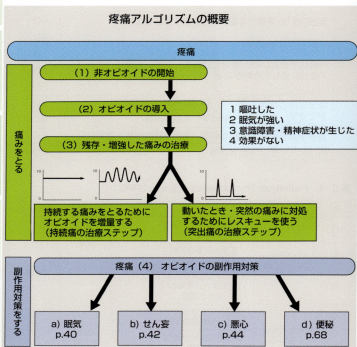

- 疼痛の治療は WHO のがん疼痛治療法（WHO ラダー）に沿っている。治療の流れに沿って，「疼痛（1）非オピオイドの開始」「疼痛（2）オピオイドの導入」「疼痛（3）残存・増強した痛みの治療」を示している。
- 「疼痛（2）オピオイドの導入」では，弱オピオイド・強オピオイドの開始について述べた。FAQ として，「嘔吐した」「眠気が強い」「意識障害・精神症状が生じた」「効果がない」などの対応を示した。
- 「疼痛（3）残存・増強した痛みの治療」では，オピオイドの投与されている患者での痛みの残存・増強に対する対応について述べた。「疼痛が1日中ある（持続痛が緩和されていない）」か，「持続痛は緩和されているが1日に何度か痛みがある（突出痛が緩和されていない）」かに分けて治療を示した。
- オピオイドを投与している患者にみられる眠気・せん妄・悪心の対応については「疼痛（4）オピオイドの副作用対策」(p.40) で述べた。便秘については「消化器症状（3）便秘」(p.68) で述べた。

がん疼痛治療の背景知識

● WHO方式がん疼痛治療法の5原則
○ WHOが推奨するがん疼痛治療法の5原則は以下のとおりである。

1. 経口投与を基本とする。
2. 時間を決めて投与する。
   - 「疼痛時」のみで使用しない。
   - 毎食後ではなく、8時間ごと、12時間ごとなど投与する。
3. ラダーに沿って痛みの強さに応じて非オピオイド鎮痛薬(アセトアミノフェンかNSAIDs)を投与し、効果が不十分な場合はオピオイドを投与する。オピオイドは疼痛の強さによって投与し、予測される生命予後によって選択するのではない。
4. 患者に見合った個別的な量を投与する。
   - 適切な量は鎮痛効果と副作用とのバランスが最もよい量であり、「標準投与量」「投与量の上限」があるわけではない。
5. 患者に見合った細かい配慮をする。
   - レスキューを指示し、説明する。
   - 副作用対策を行い、説明する。
   - オピオイドについての誤解をとく。

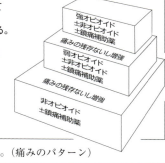

● がん疼痛には、持続痛、突出痛がある。(痛みのパターン)

	治療の方針	基本的な治療方針
持続痛	「1日を通してずっと痛い」	オピオイドを増量する
突出痛	「たいていはいいが時々痛くなる」	レスキューを使う

突出痛には、①予測できる痛み(体動痛など)、②予測できない痛み、③定時鎮痛薬の切れ目の痛み(end-of-dose failure)がある。

● がん疼痛には、内臓痛、体性痛、神経障害性疼痛がある。(痛みの性質)

内臓痛	腹部腫瘍の痛みなど局在があいまいな鈍い痛み	オピオイドが効きやすい
体性痛	骨転移など局在のはっきりした明確な痛み	突出痛に対するレスキューの使用が重要になる
神経障害性疼痛	神経叢浸潤、脊椎浸潤などびりびり電気が走るような・しびれる・じんじんする痛み	難治性でオピオイドに加えて鎮痛補助薬を必要とすることがある

疼痛 (1) 非オピオイドの開始

痛みをとる
- 疼痛 (1) 非オピオイドの開始
- 疼痛 (2) オピオイドの導入
- 疼痛 (3) 残存・増強した痛みの治療

副作用対策をする
- 疼痛 (4) オピオイドの副作用対策

評価
1. 「どこが痛みますか？」と聞き，疼痛部位を診察
2. 「いつから痛みがありますか？」と聞き，以前からの疼痛かを確認
3. 画像検査を確認
4. 胃潰瘍，腎障害，出血傾向を確認

→ 原因が不明 → コンサルテーション

治療

WHOラダーに沿って非オピオイドを開始する
- NSAIDsまたはアセトアミノフェンの定期投与
- レスキューの指示
- 胃潰瘍の予防

WHOラダー:
- 強オピオイド ±非オピオイド ±鎮痛補助薬
- 痛みの残存ないし増強
- 弱オピオイド ±非オピオイド ±鎮痛補助薬
- 痛みの残存ないし増強
- 非オピオイド ±鎮痛補助薬

「がんの痛みが心配なとき」のパンフ [HP] を用いて説明・ケアを行う

治療目標

効果判定期間　1〜3日

「症状なし」
「現在の治療に満足している」
(STAS-J≦1)

No → 1-2 疼痛 (2) オピオイドの導入

エッセンス

- NSAIDs またはアセトアミノフェンを用いる。
- レスキュー指示を行う。
- NSAIDs を使用する場合は，抗潰瘍薬を併せて投与する。

評価のポイント

- 疼痛部位を確認し疼痛部位の診察を行う。帯状疱疹，蜂窩織炎，外傷などがんと関連しない疼痛が合併することがある。
- 疼痛の病歴を確認する。「10年前から腰痛もち」(変形性脊椎症)，「10年前に手術した後から」(開胸術後痛) など現在のがんによる疼痛ではないことがある。「ずっとよかったが昨日から急に痛くなった」場合，骨折，消化管穿孔，感染，出血などを合併した可能性がある。
- 画像検査を確認し，疼痛の原因となるがん病変が存在することを確認する。
- NSAIDs の投与に備えて，胃潰瘍，腎障害，出血傾向を確認する。

治療のポイント　　　　処方例 (p.18)

- まず原疾患の治療（外科的治療，化学療法，放射線療法）を考え，判断できない場合は早期にコンサルテーションする。
- **NSAIDs またはアセトアミノフェンの定期投与**
  - 薬剤の選択　(p.19)
    - 鎮痛効果と副作用から選択する。
    - NSAIDs よりアセトアミノフェンを優先する。
    - 胃潰瘍，腎障害があるときはアセトアミノフェンを投与する。
- **レスキューの指示**
  - 疼痛の悪化に備えてレスキュー指示を出す。1) NSAIDs の1日最大投与量(例：ボルタレン100mg/日，ロピオン150mg/日)を超えない範囲で NSAIDs，または2) オピオイドを使用する。
  - レスキューが必要な場合はオピオイドの導入に移行する。一時的に NSAIDs とアセトアミノフェンの併用も可能。
- **胃潰瘍の予防**
  - プロトンポンプ阻害薬または高用量の H_2 ブロッカーを併用する。

治療目標とコンサルテーション

- 1～3日で効果を判定し，鎮痛不十分であればオピオイドを開始する。
- 疼痛の原因が不明，胃潰瘍・腎障害が重度なときはコンサルテーションする。

処方例

経口投与ができる

胃潰瘍・腎障害	なし	あり
定期投与	鎮痛効果は弱い 　モービック(10mg) 1.5 錠　朝(または夕) 　セレコックス(100mg) 4 錠　朝・夕 　ハイペン(200mg) 2 錠　朝・夕 鎮痛効果は中程度 　ロキソニン(60mg) 3 錠　分3 　ナイキサン(100mg) 4〜6 錠　朝・夕	アセトアミノフェン 2.4〜3.2g　分4
レスキュー	①アセトアミノフェン　0.5〜0.8g　1日量で4gまで 　or 　ロキソニン 1 錠 (最大投与量を超えないとき) ②オキノーム(2.5mg) 1 包 　or 　トラマール(25mg) 1 錠　1日4回まで 　or 　コデイン錠(20mg) 1 錠 (1%コデイン散 2g)	

経口投与ができない

	坐薬	静脈・皮下投与
定期投与	ボルタレン坐薬(25mg) 　3 個/日 分3 (8時間ごと)	ロピオン(50mg/A) 　0.5A＋生食5mL ゆっくり静圧 　×4 回/日(6 時間ごと) またはアセリオ 15mg/kg × 4 回 /日(6 時間ごと)
レスキュー	①NSAIDs or アセリオ　1回分追加(1日最大投与量を超えないとき) ②アンペック坐薬(10mg) 0.5 個　2 時間あけて反復可 　or 　モルヒネ 0.3mL(3mg) 皮下注 　or 　モルヒネ 0.3mL(3mg)＋生食 100mL 点滴 　呼吸数≧10 回/分なら 30 分〜1 時間あけて反復可 医療用麻薬をすぐに用意できないとき 　レペタン坐薬(0.2mg) 0.5 個　2 時間あけて反復可 　or 　レペタン(0.2mg/A) 0.3A　皮下注 　　呼吸数≧10 回/分なら 30 分あけて反復可	

表Ⅲ-1-1 NSAIDsとアセトアミノフェンの特徴

	半減期 （時間）	最高血中濃度 到達時間 （時間）	胃腸障害
アセトアミノフェン	2.5	0.5	-
アントラニル酸系			
ポンタール	2.3	2	±
プロピオン酸系			
ロピオン(静注薬)	5.8	0.1	＋
ナイキサン	14*	2～4	＋
ロキソニン	1.2	0.5	＋
アリール酢酸系			
ボルタレン	1.2	2.7	＋＋＋
ボルタレン SR	2.3*	6.0	＋＋
ボルタレン坐薬	1.3	1	＋＋
レリフェン	21*	4	＋
ハイペン	6*	1.4	＋
インドール酢酸系			
インフリー	6.5	5.6	＋＋
オキシカム系			
モービック	28*	7	＋
コキシブ系			
セレコックス	7*	2	±

*1日2回以下の投与で鎮痛を維持することが可能

ケアのポイント

○ **痛みの状況の確認**:「**簡便な症状評価の問診**」(p.5) か「**生活のしやすさに関する質問票**」(p.6) や「**疼痛の評価シート**」(p.8) を使うなどして,痛みやその苦痛について,継続して確認する。
- ツールは,患者の体調や理解力に応じて使用する。
- ツールを用いた場合は,どのような頻度で使用するか,そして痛みを上手に伝えてもらうことでケアや治療がよりよく進められることを説明する。

○ **気持ちのサポート**:痛みがあると,不安や誤解のために痛みを表現することをためらうことがある。痛みについての正しい理解を促し,痛みを伝える必要性を伝える。患者が話すつらさに共感して聴くようにする。

○ **痛みについての説明**:痛みの原因,対処方法,痛みの緩和目標について患者・家族・主治医・看護師・その他のスタッフで共有する。

○ **痛みの緩和方法の検討**:痛みがつらい時間や食事,他の薬との兼ね合い,患者の好みや病状に応じて,投与経路(剤形)や使用時間を検討する。

○ **痛みの閾値を高める**:痛みの緩和を促すケアを一緒に考える。

　　　　　　　HP 「がんの痛みが心配なとき」の「こんなケア,工夫をします」

痛みの閾値に影響する因子

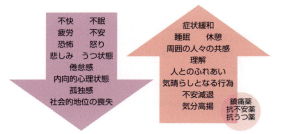

(Twycross, et al 著, 武田文和 訳:末期癌患者の診療マニュアル. 第2版, 1991)

○ **睡眠の誘導**:痛みがあると不安や不眠になりやすい。また,不眠のために夜間の痛みを強く感じることがある。入眠と質の良い睡眠の確保を話し合う。

○ **リラックス・気分転換**:痛みがあると,痛みに意識が集中しそのことが痛みを増強させることがあるので,他に集中できること,リラックスにつながることなどを話し合う。

○ **環境調整**:痛みが増強するような体動を避けた日常生活,寝床の工夫など。

○ **装具や補助具の工夫**:コルセット,頸椎カラー,歩行器,杖などの使用を検討する。

パンフの使い方

- パンフ「がんの痛みが心配なとき」 HP を使って，以下のポイントを説明する．痛みの緩和には，家族の理解や協力が不可欠であるため，家族も同席していることが望ましい．
  - がんの痛みの生活への影響と，痛みの治療の必要性を話し合う．
  - 痛みの原因・検査などについて話し合う．
  - 治療の目標を3段階説明し，これから数日での可能な目標にチェックをする．
  - がんの痛みへのさまざまな治療方法を伝え，個々の患者に選択されるだろう方法にチェックをする．もしくは書き込みをして，説明していく．痛みの性質に応じて，鎮痛薬も使い分けることを説明する．必ず「**がんの痛みは緩和できる**」ことを，自信をもって伝える．
  - 「何か痛みを緩和するために，ご自分でしている工夫はありませんか？」と尋ね，患者が採用している方法の有用性を話し合い，さらに積極的に自身でも緩和方法を取り入れることを勧める．
  - 家族や患者自身でも取り入れることができる痛みの緩和のためのケアや工夫について話し合う．睡眠状態は必ず確認する．

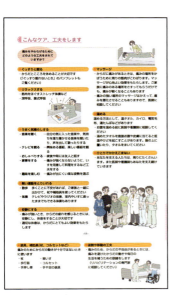

- 痛みの伝え方について，説明する（記入できれば「**生活のしやすさに関する質問票**」を用いる）．
- 緊急の連絡先を確認し，どのようなことが起こったときに，どこへ連絡するのかを伝える．

疼痛（2）オピオイドの導入

痛みをとる
- 疼痛（1）非オピオイドの開始
- **疼痛（2）オピオイドの導入**
- 疼痛（3）残存・増強した痛みの治療

副作用対策をする
- 疼痛（4）オピオイドの副作用対策

評価
1. 経口投与は可能か？
2. 腎障害はないか？

治療

WHOラダーに沿ってオピオイドを開始する
- オピオイドの定時投与
- レスキューの指示
- 嘔気・便秘の予防

WHOラダー
- 非オピオイド ±鎮痛補助薬
- 痛みの残存ないし増強 → 弱オピオイド ±非オピオイド ±鎮痛補助薬
- 痛みの残存ないし増強 → 強オピオイド ±非オピオイド ±鎮痛補助薬

（弱オピオイドまたは強オピオイドを開始する）

「医療用麻薬（モルヒネなど）をはじめて使用するとき」のパンフ HP を用いて説明・ケアを行う

治療目標

効果判定期間　1～3日

「症状なし」
「現在の治療に満足している」
（STAS-J≦1）

No → 疼痛（3）残存・増強した痛みの治療

- **FAQ 1** 嘔吐した
- **FAQ 2** 眠気が強い
- **FAQ 3** 意識障害・精神症状を生じた
- **FAQ 4** 効果がない
- **FAQ 5** 患者が使いたくない
- **FAQ 6** 家族が説明してほしくない

エッセンス

- オピオイドの定時投与,レスキューの指示,悪心・便秘の対策を行う。
- 非オピオイドは中止しないで併用する。
- 腎障害があるときは,モルヒネは使用しない。
- 錐体外路症状を避けるため,制吐薬は悪心がなければ1〜2週間で中止する。

評価のポイント

● 経口投与が可能か,腎障害があるかを確認する。

治療のポイント

● オピオイドの定時投与
  ○「毎食後」「疼痛時」ではなく,時間を決めて定期的に投与する。
  ○ 非オピオイド鎮痛薬は中止しないで併用する(鎮痛できたら中止)。
  ○ 経口投与できるか,腎障害の有無でオピオイドを選択する。活性代謝産物が蓄積するため腎障害ではモルヒネは使用しない。 ◆ オピオイドの選択,オピオイドの薬理作用(p.24)
  ○ 体格が小さい,高齢者,全身状態が不良な場合は,半量から開始する。

● レスキューの指示
  ○ 疼痛の悪化に備えて,必ずレスキュー指示を出す。
  ○ 徐放製剤と同じ種類のオピオイドを用いる。
  ○ 1日最大使用回数を超えた場合は,定期投与の増量を検討する。

> 投 与 量:内服・坐薬はオピオイド1日量の6分の1(10〜20%),持続注射は1時間量を早送り(使用後効果なく呼吸数≧10回/分,眠気(−)なら50%増量してよい)
> 反復条件:呼吸数≧10回/分
> 反復間隔:内服は1時間,坐薬は2時間,早送り注射は30分
> 1日の最大使用回数:定期投与量の25〜100%を目安に指示する
> ↓
> 内服 1時間あけて反復可。1日4回まで
> 早送り注射 呼吸数≧10回/分なら30分あけて反復可。1日6回まで

● 悪心・便秘の予防
  ○ 悪心時として制吐薬の頓用を処方する。悪心・嘔吐の可能性の高い場合,継続する場合は,定期的に併用する。1〜2週間後に悪心がなければ中止する。

治療目標とコンサルテーション

● 1〜3日で効果を判定する。
● 腎障害がある,75歳以上,認知症がある,精神症状のリスクが高い,オピオイドを導入できないときはコンサルテーションする。

表Ⅲ-1-2 オピオイドの選択

経口投与ができる

腎障害	なし		あり
定時投与	トラマール(25mg) 4錠 分4（6時間ごと） or コデイン錠 (20mg)4錠	徐放性モルヒネ 20mg/日 12 or 24 時間ごと*	オキシコンチン(5mg) 2錠 分2 12 時間ごと
レスキュー	トラマール(25mg)1錠 or コデイン錠 (20mg)1錠	オプソ(5mg) 1包	オキノーム(2.5mg) 1包
	1 時間あけて反復　　1日4回まで		
嘔気の予防	± ノバミン(5mg) またはトラベルミン 1～3錠		
便秘の予防	酸化マグネシウム 1.5g/日 分3		

*カディアン(20mg) 1 カプセル 分 1（眠前），MS コンチン(10mg) 2 錠 分2（12 時間ごと）など

経口投与ができない

腎障害	なし		あり	
定時投与	アンペック坐薬 (10mg)1.5 個/日 分3 （8 時間ごと）	モルヒネ 持続皮下・静注 10mg/日	オキファスト 持続皮下・静注 10mg/日	フェンタニル 持続皮下・静注 0.2mg/日
レスキュー	1 回分 2 時間あけて反復可 1 日3回まで		1 時間量を早送り 30 分あけて反復可 1 日6回まで	
悪心の予防	●悪心の可能性が高い場合 　・ナウゼリン坐薬(60mg) 1～2 個/日 　　or 　・ノバミン(5mg) 0.5～1A/日を持続投与 　　or 　・ポララミン 1～2A/日を持続投与			
便秘の予防	なし			

表Ⅲ-1-3 オピオイドの薬理作用

		腎障害での 使用	眠気	悪心	便秘
モルヒネ	経口, 坐薬, 注射	不可	+	+	+
オキシコドン	経口, 注射	注意*	+	+	+
フェンタニル	経皮, 注射	可	+	+	±
コデイン	経口	肝代謝を受けモルヒネになって作用する			
トラマール	経口, 注射	注意*	+	+	±

*注意をしながら使用（オキシコドン：減量，トラマール：投与間隔を延長）

処方例

例1　経口投与（1）オキシコンチンで開始

モービック(10mg)　1.5錠　朝（または夕）
オキシコンチン(5mg) 2錠　分2(12時間ごと)
± トラベルミン　2錠　分2(12時間ごと，オキシコンチンの内服時間に合わせる)
酸化マグネシウム　1.5g　分3(「便の硬さに合わせて調節してください」と注記する)

疼痛時，オキノーム(2.5mg)　1包　1時間あけて　1日4回まで

例2　経口投与（2）モルヒネで開始

ロキソニン(60mg)　3錠　分3
カディアン(20mg)　1カプセル　分1（24時間ごと）
± ノバミン(5mg)　3錠　分3
酸化マグネシウム　1.5g　分3(「便の硬さに合わせて調節してください」と注記する)

疼痛時，オプソ(5mg)　1包　1時間あけて　1日4回まで

例3　経口投与（3）トラマール or コデインで開始

アセトアミノフェン 2.4g
トラマール（25mg）4錠 or コデイン錠(20mg) 4錠 ｝ 分4（6時間ごと）
酸化マグネシウム　1.5g　分3(「便の硬さに合わせて調節してください」と注記する)

疼痛時，コデイン錠(20mg) 1錠 or トラマール(25mg) 1錠追加
1時間あけて1日4回まで

例4　坐薬

ボルタレン坐薬(25mg)　3個/日　分3 ＋アンペック坐薬(10mg)　1.5個/日　分3
（8時間ごと）

疼痛時，アンペック坐薬1回分を追加　2時間あけて　1日3回まで

例5　静脈注射

モルヒネ　1mL(10mg)＋生食23mL　1mL/時間(10mg/日)
フェンタニル　4mL(0.2mg)＋生食20mL　1mL/時間(0.2mg/日)
オキファスト　1mL(10mg)＋生食23mL　1mL/時間(10mg/日)

疼痛時，1時間分早送り　呼吸数≧10回/分なら30分あけて反復可　1日6回まで

例6　皮下注射

モルヒネ　5mL(50mg) ＋生食5mL(モルヒネ5mg/mL)　0.1mL/時間(12mg/日)
フェンタニル　10mL(0.5mg)　0.1mL/時間(0.12mg/日)
オキファスト　5mL(50mg) ＋生食5mL(オキシコドン5mg/mL)　0.1mL/時間
(12mg/日)

NSAIDsは（ボルタレン坐薬，ロピオン静注に変更して）継続
疼痛時，1時間分早送り　呼吸数≧10回/分なら30分あけて反復可　1日6回まで

ケアのポイント

○ **オピオイドの理解**：オピオイドに対する抵抗感や誤解の有無を聞き，適切な理解を促す。医療者側から一方的に説明するよりも，「麻薬というとびっくりされる方が多いのですが，どういう心配をされていますか？」などと患者・家族の認識を確認しながら説明をし，一方的なコミュニケーションにならないよう気をつける。

○ **オピオイド導入の必要性の説明**：オピオイドが今の痛みを緩和するために適切な薬剤であることを理解し開始することで，痛みのマネジメントが円滑に進められる。

○ **痛みの状況の確認**：**「生活のしやすさに関する質問票」**（p.6），**「疼痛の評価シート」**（p.8）を使うなどして，痛みやその苦痛について，確認する。

○ **レスキューの説明**：定時使用のオピオイドに合ったレスキューを選択する。レスキューの必要性，使用方法，評価について説明する。

○ **薬剤使用のチェック**：オピオイドは定時使用が原則。定時使用しているか，飲み忘れがないかを，残薬の数を数えるなどして確認する。オピオイド使用開始後，1～3日以内に必ずオピオイドの使用状況，効果と副作用について確認，その後の確認の必要性についてもアセスメントし，診療録に記載する。

○ **副作用対策**：
- 便秘：オピオイド使用中は対策を続ける必要がある。浸透圧性下剤（便を軟らかくする）と大腸刺激性下剤の併用を検討。
- 悪心：オピオイドの導入時のみ対策が必要であり，1～2週間で消失することが多い。
- 眠気：オピオイドを開始後1～3日に多くみられるが，自然軽快する。オピオイド以外の要因による眠気に注意する。

○ **日常生活の指導**：オピオイドを使用していても食事，仕事，旅行が可能であることや，基本的に運転を控えることを話し合う。

○ **痛みの緩和方法の検討**：痛みがつらい時間や食事，他の薬との兼ね合い，患者の好みや病状に応じて，投与経路（剤形）や使用時間を検討する。

○ **睡眠の誘導**：痛みがあると不安や不眠になりやすく，また不眠があると痛みを強く感じるため，夜間良眠できるよう検討する。

○ **リラックス・気分転換**：痛みがあると，痛みに意識が集中しそのことが痛みを増強させることがあるので，他に集中できること，リラックスにつながることなどを話し合う。

パンフの使い方

● パンフ「**医療用麻薬（モルヒネなど）をはじめて使用するとき**」 HP を使って，以下のポイントを説明する．痛みの全般的なことについて説明が必要な場合には，「がんの痛みが心配なとき」のパンフを一緒に使用する．

□ オピオイドについて誤解や心配があるかもしれないので，「こんな心配がありませんか？」と話し始める．誤解については，はっきりと，誤解であることを伝える．

□ 治療の目標を3段階説明し，今から数日の可能な目標にチェックをする．

□ 副作用の「便秘」「悪心」「眠気」「混乱」について，頻度・予防策・生じた場合の対応について説明し，個々の患者に選択されるであろう方法にチェックをする．もしくは書き込みをして，説明していく．

□ 治療方法について，パンフの □□□ に患者に選択されている薬剤や用法を書き込み，説明する．

□ 痛みの伝え方について，説明する（記入できれば「**生活のしやすさに関する質問票**」を用いる）．
　特に服用の開始後3日間は，服薬と副作用の状況を確認する必要があるので，継続的にチェックを行い，医療者へ報告してもらうように伝える．

□ 緊急の連絡先を確認し，どのようなことが起こったときに，どこへ連絡するのかを伝える．

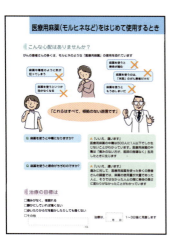

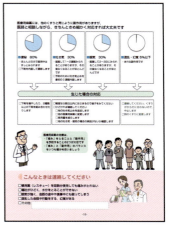

オピオイドの導入のFAQ

FAQ 1 嘔吐した

評価・治療
- 制吐薬は処方されているか
  - いいえ → ノバミン（5mg）3錠 分3を処方
  - はい → ・決められたように飲んでないなら，内服するよう指導
    - 制吐薬を追加処方：トラベルミンまたはナウゼリン（10mg）3錠 分3を追加
    - 制吐薬を変更：ジプレキサ（2.5mg）1錠 眠前
      高血糖に注意
    - ⇨ オピオイドの副作用対策 c）悪心（p.44）
- 嘔吐して食事できない状況か はい → 輸液
- 便秘か はい → 浣腸など

説明 悪心は通常1～2週間以内に治まることを説明する

FAQ 2 眠気が強い

評価・治療
- オピオイドの使用量が間違っていないか確認する
- 呼びかければはっきり覚醒して文章で会話できるかを確認する
  - できない → 診察を行う　できる → 経過観察

説明 眠気は通常数日以内に治まることを説明する

FAQ 3 意識障害・精神症状を生じた

- オピオイドを中止し，診察を行い評価する

FAQ 4 効果がない

- 眠気・悪心があるか ── ある → ⇨ オピオイドの副作用対策 a）眠気（p.40）
  - ↓ ない
- レスキューの効果があるか
  - → ない → オピオイドの無効な痛みの可能性があるためコンサルテーション
  - → ある
    - オピオイドを増量する
    - トラマール・コデイン　　　オキシコンチン・モルヒネに変更
    - オキシコンチン　10mg/日→ 15mg/日→ 20mg/日→ 30mg/日→ 40mg/日
    - モルヒネ　　　　20mg/日→（30mg/日）→ 40mg/日→ 60mg/日

FAQ 5　患者がオピオイドを使いたくない

- なぜオピオイドを使用したくないのかを患者に確認する。
- もともと病気になっても薬を使わなかった，オピオイドを使用することで病状が進んでしまうと不安に感じる，オピオイドについての誤解をしているなどの理由がある。
- オピオイドについての誤解は，麻薬中毒（依存）になる，幻覚が出る，寿命が縮まるなどである。しかし，がん疼痛にオピオイドを使用したときの依存症の発生率は1％以下，初回投与の精神症状の出現率は5％以下，また，オピオイドの使用量と生命予後に有意な相関が認められていない。

―＜コミュニケーション例＞―

「痛みに麻薬を使うというと中毒（依存）になるのではないか，副作用が強いのではないかと心配される方は多いです。中毒はがんの痛みで使うときはほとんど起きないことが確認されています。
　おもな副作用は便秘，吐き気，眠気です。便秘はほとんどの方で起こるので下剤で調節します。吐き気は3人に1人くらいで起きますが，これは胃が荒れて起こるのではなくて薬の作用で起きる症状です。飲み始めから1週間くらい出ることがありますが，その後，治まりますのであらかじめ予防の薬を一緒に出しておきます。
　まれですが，お薬がまったく合わないと幻覚や極端に眠くなることがあります。これは麻薬だから起きるのではなく，神経に働く薬すべてにある副作用で，起きた場合でも中止すればすぐに元に戻ります。ですから，医療用麻薬を使うのは安全ですので，痛みがとれて副作用もないように薬を調節していきましょう」

FAQ 6　家族が患者に説明してほしくない

- なぜ聞かせたくないと思っているのかを確認し，理由に対処する。
- 「もし伝えなかったとしたらどういう不都合が生じるか」「患者が最もよい治療を受けるために今，何を伝えたらいいか」に焦点を当てる。
- 「強い痛み止め」のようなあいまいな表現は使わず，オピオイドは安全で有効であることを説明する。

―＜コミュニケーション例＞―

「患者さんをびっくりさせたくないというお気持ちなのですね。何か他に患者さんに伝えるとこうなるんじゃないかと心配していることはありますか？（オピオイドについての誤解に対処する）。
　患者さんにお話しないで痛みの治療を進めていくのは難しいことが多くなります。お薬を渡されるときにも"麻薬"と書いてあるので自然に患者さんの目にとまるようになりますし，患者さんご自身に痛みどめについて知っていただくことが重要だからです」

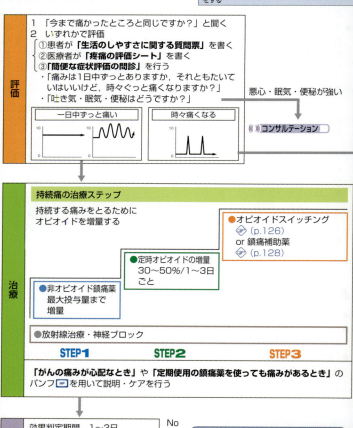

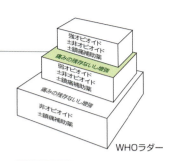

WHOラダー

持続痛と突出痛が混在する場合は，両者の治療を組み合わせて行う。

突出痛の治療ステップ

動いたとき・突然の痛みに対処するためにレスキューを使う

治療

- 非オピオイド鎮痛薬　最大投与量まで増量
- 骨転移部の固定
- 「薬の切れ目の痛み」への対応

- 十分量のレスキューを正しく処方
- レスキューの使い方の指導

- 粘膜吸収性フェンタニルの使用
- 定時オピオイドの慎重な増量

- 放射線治療・神経ブロック

STEP1 　　**STEP2** 　　**STEP3**

「定期使用の鎮痛薬を使っても痛みがあるとき」のパンフ HP を用いて説明・ケアを行う

治療目標

効果判定期間　1～3日

「症状なし」
「現在の治療に満足している」
(STAS-J≦1)

No → 疼痛（4）オピオイドの副作用対策

FAQ 3 レスキューを使用してもよくならない

FAQ 4 痛みが移動する

コンサルテーション

評価のポイント

- 以前からの痛みかを確認する。以前からのがん疼痛に新しい原因(感染,骨折など)が加わることがある。
- 疼痛の評価。
  ①患者が「生活のしやすさに関する質問票」を書く,②医療者が「**疼痛の評価シート**」を書く,③「**簡便な症状評価の問診**」を行う,のいずれかで評価を行う。
- 持続痛(1日を通してずっと痛い)か,突出痛(普段の疼痛はないが,1日に数回強い痛みがある)を区別する。
- 悪心・眠気・便秘が強い場合はコンサルテーションする。

持続痛の治療のポイント 🔗 処方例 (p.34)

エッセンス

- 眠気・悪心が生じない範囲で30〜50%増量する。

STEP1〜3

放射線治療・神経ブロック🔗(p.133)の適応をコンサルテーションする。

STEP1 非オピオイド鎮痛薬

- 非オピオイド鎮痛薬(NSAIDs,アセトアミノフェン)を最大投与量まで増量する。

STEP2 定時オピオイドの増量

- 1日中続く痛みが軽くなるか,眠気・悪心が生じるまでオピオイドを増量する。オピオイドの投与量に絶対的な上限はない。
- 増量幅は,経口モルヒネ換算120mg/日以下の場合は50%,120mg/日以上の場合・体格の小さい者・高齢者・全身状態が不良の場合は30%とする。強い痛みのときは前日に追加投与したレスキュー使用量の合計量を上乗せしてもよい。
- 増量間隔は,1〜3日(フェンタニル貼付剤は3日)。
- 定時オピオイドを増量したら,適宜レスキューも計算して処方し直す。
  🔗 オピオイドのレスキュー計算表 (p.161)

STEP3 オピオイドスイッチング・鎮痛補助薬

- オピオイドスイッチング🔗(p.126),鎮痛補助薬🔗(p.128)についてコンサルテーションする。

治療目標とコンサルテーション

- 1〜3日で効果を判定する。
- 痛みがなく夜眠れることを最初の目標にし,安静時に痛みがないこと,動いても痛みがないことを次の目標にする。
- 原因が不明,鎮痛できない,副作用が強いときはコンサルテーションする。

突出痛の治療のポイント　　処方例（p.35）

エッセンス

- 定期的にオピオイドを投与されていても70%の患者が突出痛を経験し，定時オピオイドの増量だけでは突出痛をなくすことはできない。
- 計算量のレスキューを，反復条件・反復間隔・1日最大投与回数を明示して処方する。
- レスキューの使用方法を患者に指導する。

STEP 1～3
- 放射線治療・神経ブロック（p.133）の適応をコンサルテーションする。

STEP 1
- 非オピオイド鎮痛薬（アセトアミノフェン，NSAIDs）を最大投与量まで増量する。
- 骨転移の場合，動揺性を減らす（手術・コルセットなどの装具使用）。
- 定時オピオイドの服薬前に痛くなる「薬の切れ目の痛み」の場合，定時オピオイドを増量する。

STEP 2
- レスキューを正しく処方
  - 1日の合計オピオイド量の1/6（10～20%）を目安にレスキューとして処方する。
    　　　　　　　　　　　　　　　オピオイドのレスキュー計算表（p.161）
  - 反復条件，反復間隔，1日最大投与回数を明示する。
    　　　　　　　　　　　　　　　　　　　レスキューの指示（p.23）
- レスキューの使い方の指導　　　　　　　　ケアのポイント（p.36）
  - 痛みの回数や強さは日によって違うので，レスキューの使用方法を患者が習得することが最も重要である。「痛みが強くなってからではなく，少し痛いと感じたら早めに使用する」「体を動かす前や入浴前にあらかじめ使用する」「痛くなったらすぐ飲めるように薬剤を手元におく」など。

STEP 3　粘膜吸収性フェンタニルの使用・定時オピオイドの慎重な増量
- アブストラル・イーフェンなどの粘膜吸収性フェンタニルを使用する。
- 定時オピオイドの増量を30%ずつ行う。生活に支障のある眠気をきたさないように，経過を慎重に観察する。

治療目標とコンサルテーション

- 1～3日で効果を判定する。突出痛の回数が1日3回以下を目安とする。
- 眠気・悪心がある，内服・坐薬でレスキューを投与できない，患者がレスキューの使用方法がわからない，レスキューの換算方法がわからないときはコンサルテーションする。

処方例　持続痛の治療（持続する痛みをとるためにオピオイドを増量する）

例1　経口オピオイド

オキシコンチン 20mg/日，疼痛時オキノーム 2.5mg を 5 回使用

	【増量前】	【増量後】
レスキュー	オキノーム 2.5mg/回	5mg/回
定時投与	オキシコンチン 10mg/回	オキシコンチン 15mg/回

オキシコンチン 20mg/日を 50％増量して 30mg/日とする。レスキューは 1 日量 30mg/日の 6 分の 1 で 5mg とする。

例2　フェンタニル貼付剤

フェントステープ 4mg/日（デュロテップ MT パッチ 8.4mg/3日），疼痛時モルヒネ錠 20mg を 4 回使用

	【増量前】	【増量後】
レスキュー	モルヒネ 20mg/回	30mg/回
定時投与	フェントステープ 4mg/日 （デュロテップ MTパッチ 8.4mg/3日）	6mg/日 （12.6mg/3日）

フェントステープ 4mg を 50％増量して，6mg とする。レスキューは，フェントステープ 6mg がモルヒネ 180mg/日に相当するので，その 6 分の 1 で 30mg/回（モルヒネ錠〈10mg〉3 錠，オプソ〈10mg〉3 包）とする。

例3　持続静脈・皮下注射

モルヒネ持続静脈・皮下注射 24mg/日，疼痛時 1 時間分早送りを 6 回使用。

	【増量前】	【増量後】
レスキュー	モルヒネ 1mg（1 時間分）/回	1.5mg（1 時間分）/回
定時投与	モルヒネ 24mg	36mg

モルヒネ 24mg/日を 50％増量し 36mg/日とする。レスキューは 1 時間分で 1.5mg になる。

処方例　突出痛の治療（動いたとき・突然の痛みに対処するためにレスキューを使う）

例1　経口オピオイド

オキシコンチン80mg/日，ハイペン(200mg) 2錠/日が投与されている場合

①非オピオイド鎮痛薬の強化
　ロキソニン(60mg) 3錠　分3 ±アセトアミノフェン2.4g　分4に変更
②レスキューの処方
　疼痛時
　　①オキノーム 15mg　1時間あけて反復可　1日4回まで
　　②ボルタレン坐薬 25mg 1個　①が効果ないとき1日1回まで
- レスキュー量の算出方法：オキシコンチン80mg/日の6分の1（10〜20%）で15mg/回とした　◆オピオイドのレスキュー計算表（p.161）

例2　フェンタニル貼付剤

フェントステープ6mg/日（デュロテップMT パッチ12.6mg/3日），ロキソニン(60mg) 3錠/日が投与されている場合。

①非オピオイド鎮痛薬（NSAIDs, アセトアミノフェン）の強化
　ロキソニン3錠に加えて
　アセトアミノフェン3.2g　分4を追加
②レスキューの処方
　疼痛時
　　①アンペック坐薬（20mg）1個　2時間あけて反復可
　　　1日3回まで
　　②ボルタレン坐薬（25mg）1個　①が効果ないとき1日1回まで
- レスキュー量の算出方法：
フェントステープ6mg(デュロテップMT パッチ12.6mg)=モルヒネ180mg/日の6分の1でモルヒネ経口30mg =アンペック坐薬20mg/回
　◆オピオイドのレスキュー計算表（p.161）

例3　粘膜吸収性フェンタニル

オキノームやオプソの効果が出る前に痛みがピークに達する突出痛に使用する。ROO（rapid-onset-opioid）と呼ばれる。

疼痛時　①アブストラル 100μgより開始　舌下
　　　　　1日4回まで
　　　　②イーフェン　50または100μgより開始　上顎臼歯の歯茎と頬の間で溶解　1日4回まで

ケアのポイント

- **レスキューの使用の説明**：オピオイドにより鎮痛を行う患者の70%にレスキューの使用が必要である。時々強い痛みが出現することは，最も適切にオピオイドを定時投与したとしても生じる。レスキューを使うタイミングについて，患者・家族が理解し，患者・家族が主体的に使用できるように説明していく。

    レスキューの使用状況を確認し，使用方法を再度患者へ説明する。レスキューを使用することにより，鎮痛薬の必要量を早く見積もることができること，突出痛による苦痛に対応できることを説明する。患者の自分で痛みの対処ができる感覚を高めるようにする。

- **痛みの緩和方法の検討**：痛みがつらい時間や食事，他の薬との兼ね合い，患者の好みや病状に応じて，投与経路（剤形）や使用時間を検討する。
- **痛みの閾値を高める**：痛みの緩和を促すケアを一緒に考える。
- **睡眠の誘導**：痛みがあると不眠になりやすく，また不眠があると痛みを強く感じるため，夜間良眠できるよう検討する。
- **リラックス・気分転換**：痛みがあると，痛みに意識が集中しそのことが痛みを増強させることがあるので，他に集中できること，リラックスにつながることなどを話し合う。
- **環境調整**：痛みが増強するような体動を避けた日常生活，寝床の工夫など。
- **装具や補助具の工夫**：コルセット，頸椎カラー，歩行器，杖などの使用を検討する。

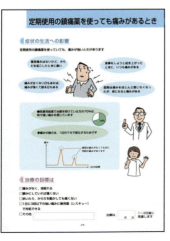

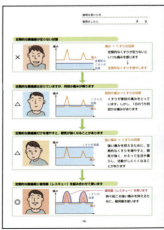

パンフの使い方

- パンフ「**定期使用の鎮痛薬を使っても痛みがあるとき**」 HP を使って，以下のポイントを説明する。疼痛緩和には，家族の理解や協力が不可欠であるため，家族も同席していることが望ましい。
□ 痛みの生活への影響について話し合い，定期的にオピオイドを使用していても，痛みの変化に合わせて頓用薬（レスキュー）が必要であることを伝える。
□ 痛み，眠気のバランスについて話し合い，治療目標を設定する。
□ どのようなときに痛みが出やすいかを説明し，そのような体験がないかを確認する。日常生活の様子，日課やスケジュール，そして何によって痛みが変化するのかを話し合う。また，患者に現在の状況を確認し，当てはまるものにチェックをする，もしくは，書き込みをし，その患者に合ったレスキューの使い方を話し合う。
□ レスキューの使用方法についてパンフの ☐ に，患者に選択されている薬剤や用法を書き込み，説明する。
□ 痛みの伝え方について，説明する（記入できれば「**生活のしやすさに関する質問票**」を用いる）。
□ 緊急の連絡先を確認し，どのようなことが起こったときに，どこへ連絡するのかを伝える。

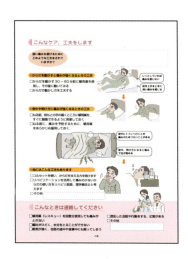

残存・増強した痛みの治療の FAQ

FAQ 1 | フェンタニル貼付剤を増量しても鎮痛効果がない

- フェンタニル貼付剤が正しく貼付されているか,交換されているか確認する。
- 安静時痛か突出痛かを評価する。
    - **突出痛**→レスキューを確実に使用できるよう指導する。
    ◈ 突出痛の治療ステップ (p.33)
- ○「びりびり電気が走る・しびれる・じんじんする」かを患者に尋ねる。
    - **ある**→鎮痛補助薬を検討する。 ◈ 鎮痛補助薬の使い方 (p.128)
- ○神経ブロックの適応について専門医の意見を得る。 ◈ 神経ブロック (p.133)
- **オピオイドの増量手段の選択肢**
    - ○モルヒネ*・オキファストを併用する。
    - ○モルヒネ*・オキファストに変更する。
    - ○フェンタニル貼付剤を増量する。
    - ○フェンタニル・オキファスト持続静注・皮下注を併用する。

*腎機能障害のあるときは,オキシコドンを使用する。

処方例

フェントステープ 8mg/日(デュロテップ MT パッチ 16.8mg/3 日)を定期投与。疼痛時モルヒネ 40mg を 1 日 4 回使用

例1 モルヒネ・オキシコドンを併用する

フェントステープ 8mg は経口モルヒネ 240mg/日なので,30%増量分を上乗せする意図で,フェンタニル貼付剤に加えて,カディアン 60mg/日を併用する。さらに鎮痛が不十分であれば,カディアンを 60mg/日→ 120mg/日→ 180mg/日と増量する。

例2 モルヒネ・オキシコドンに変更する

フェンタニル貼付剤をモルヒネ・オキシコドンに段階的に置き換える。
◈ オピオイドスイッチング (p.126)

例3 フェンタニル貼付剤でもう一段増量する

フェントステープ 8mg を 10mg → 12mg → 14mg,3 日ごとに増量する。

例4 フェンタニル持続静注・皮下注を併用する

フェントステープ 8mg はフェンタニル持続静注・皮下注 2.4mg/ 日であるので,30%増量するとフェンタニル 0.72mg/日に相当する。併用は少なめのフェンタニル持続静注・皮下注 0.6mg/日から開始し,必要に応じて 0.9mg/日→ 1.2mg/日と増量する。皮膚からの吸収が不良なときに有効な場合がある。

FAQ 2　しびれる痛みがとれない

- 麻痺の前駆症状の可能性について神経所見・画像検査を確認し，整形外科手術，放射線治療の適応をコンサルテーションする。
- 非オピオイド鎮痛薬を最大量併用し，オピオイドを眠気・悪心が生じない十分な量まで増量する。
- 鎮痛補助薬を使用する。　◈ 鎮痛補助薬の使い方（p.128）

FAQ 3　レスキューを使用してもよくならない

- 使用しているタイミングを聞く。「痛みがひどくなるまで待って使っている」なら，効き始めるまでに30分～1時間かかるので，「痛みはじめて使用する」よう指導する。
- レスキューを実際に使用するまでに時間がかかっていないか聞く。
  ○ 自宅であれば，枕元などすぐ手の届くところに薬剤を置く。
  ○ 入院中であれば，シリンジポンプやPCAなどを用いて早送りできるようにする，坐薬・内服を処方しておき，患者の自己管理とする方法もよい。
- レスキューが吸収されていることを確認する。1）坐薬の場合，挿入後すぐに排便がないか，直腸内に残便がないか，2）経口の場合，嘔吐や消化管閉塞・下痢がないかを確認し，吸収に問題がない投与経路に変更する。
- レスキュー使用後最大の効果が予測される時間に「よくなっているか」「眠気はあるか」を確認する。

  眠気があるが効果がない → オピオイドが無効な痛みなのでコンサルテーション。
  眠くもなく効果もない → ・レスキューの投与量が6分の1以下であれば6分の1に増量。
  　　　　　　　　　　　・6分の1ならレスキュー量を50%増量
- ROO（rapid-onset-opioid）としての粘膜吸収性フェンタニルの使用を検討する。

FAQ 4　痛みが移動する

- 痛みの原因が何かを画像所見から確認する。多発性骨転移であれば複数の痛みを同時に体験することはよくある。
- 「激痛になったかと思うとしばらくすると治まる」場合は，神経障害性疼痛の可能性があるため，専門家にコンサルテーションする。
- 意識障害がないか確認する。ぼんやりしている，見当識障害がある場合はせん妄の治療を行う。　◈ せん妄（p.88）
- 「夜間に痛みが増強する」「何かをしているときには痛みを訴えない」のは一般的である。安易に精神的要因と判断しない。

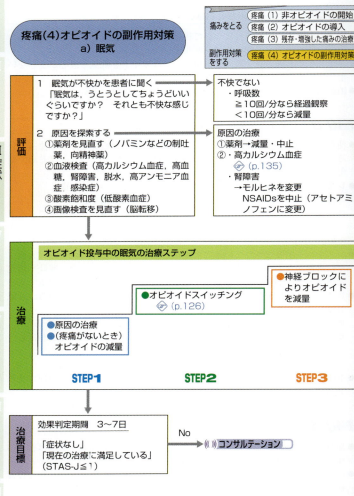

評価のポイント

- 眠気が快適な患者もいる一方で,不快な患者もいる。患者に「眠気は,うとうとしてちょうどいいぐらいですか? それとも不快な感じですか?」と聞き,不快であれば対処を始める。不快でない場合は,呼吸数が＜10回/分であれば呼吸抑制の可能性を考え,20%減量する。呼吸数≧10回/分なら経過観察する。
- オピオイド以外の原因で生じている眠気を探索・治療する。特に,薬剤(ノバミンなどの制吐薬,向精神薬),高カルシウム血症,高血糖,腎障害・脱水,高アンモニア血症,感染症,低酸素血症。

治療のポイント

STEP 1
- **他の原因の治療**
  - オピオイド開始時の制吐剤(ノバミンなど)は悪心がなければ中止する。
  - 日中のベンゾジアゼピン系薬剤は減量・中止,または投与時刻を就寝前に変更できることがある。
  - モルヒネは,腎障害があるときは代謝産物が蓄積するため,減量・変更する。
- **オピオイドの減量**
  - 痛みがなければオピオイドを20%ずつ減量する。減量した後,痛みが悪化していないことを確認する。
  - 痛みがあれば非オピオイド鎮痛薬を強化し,鎮痛できればオピオイドを20%減量する。

非オピオイド鎮痛薬(NSAIDs,アセトアミノフェン)を強化する方法

- NSAIDsまたはアセトアミノフェンの投与量を増量
- 鎮痛効果の強いNSAIDsに変更
- NSAIDsとアセトアミノフェン2.4〜3.2g/日を併用

STEP 2 オピオイドスイッチング
- モルヒネ,オキシコドンをフェンタニルに変更する。 オピオイドスイッチング(p.126)

STEP 3 神経ブロック
- オピオイドの硬膜外・クモ膜下投与,神経ブロックなど麻酔科的鎮痛によりオピオイドの全身投与の減量・中止が可能かコンサルテーションする。

治療目標とコンサルテーション

- 3〜7日で評価する。眠気と痛みのバランスに患者が満足していることを目標とする。
- 原因がわからない,オピオイドの変更の仕方がわからない,経口モルヒネ換算で120mg/日以上のオピオイドを変更するときはコンサルテーションする。

疼痛(4)オピオイドの副作用対策 b) せん妄

痛みをとる
- 疼痛(1) 非オピオイドの開始
- 疼痛(2) オピオイドの導入
- 疼痛(3) 残存・増強した痛みの治療

副作用対策をする
- 疼痛(4) オピオイドの副作用対策

評価

1. せん妄とオピオイドの開始・増量との関連を確認
2. 原因を探索
   ① 薬剤を見直す（ベンゾジアゼピン、ステロイド、抗うつ薬など）
   ② 血液検査（高カルシウム血症、高血糖、腎機能障害、感染症、高アンモニア血症）
   ③ 酸素飽和度（低酸素血症）
   ④ 画像検査を見直す（脳転移）

→ モルヒネの開始・増量と無関係にせん妄が出現
→ 腎機能が正常ならモルヒネによるせん妄の可能性は低い

原因の治療
① 薬剤→減量・中止
② ・高カルシウム血症 ☞ (p.135)
   ・腎障害
   → モルヒネを変更
   NSAIDsを中止（アセトアミノフェンに変更）
③ 酸素

治療

オピオイドに伴うせん妄の治療ステップ

STEP 1
- 抗精神病薬の頓用
- 原因の治療
- （疼痛がないとき）オピオイドの減量

STEP 2
- オピオイドスイッチング ☞ (p.126)
  or 抗精神病薬の定期投与 ☞ せん妄 (p.88)

STEP 3
- 神経ブロックによりオピオイドを減量

「意識が混乱したとき（せん妄）」のパンフ HP を用いて説明・ケアを行う

治療目標

効果判定期間 3〜7日

- せん妄がない
- 「症状なし」「現在の治療に満足している」（STAS-J≦1）

No → コンサルテーション

評価のポイント

- がん患者のせん妄は複数の要因が重複していることが多く,オピオイドだけのために精神症状をきたしていることは少ない。
- オピオイド以外の原因を探索・治療する。特に,薬剤(ベンゾジアゼピン,ステロイド,抗うつ薬,H_2ブロッカー,抗コリン薬),高カルシウム血症,高血糖,腎障害・脱水,感染症,高アンモニア血症,低酸素血症,脳転移。

治療のポイント

STEP1
- 抗精神病薬の頓用 せん妄(p.88)
  せん妄症状にすぐ対応できるように,抗精神病薬の頓用指示を出す。

処方例

不穏時 1時間あけて反復可 1日 3回まで
経口 セレネース(0.75mg)1錠 or リスパダール液(0.5mg)1包
  or セロクエル(25mg)1錠 or ジプレキサ(2.5mg)1錠
静脈・皮下 セレネース(5mg/A)0.5A 皮下注・点滴
  セロクエル,ジプレキサは高血糖に注意,リスパダールは腎機能低下時は投与注意

- 他の原因の治療
  ○ せん妄の出現前1週間に投与を開始・増量された薬剤の減量・中止を検討する。
  ○ ベンゾジアゼピン(抗不安薬・睡眠薬)は,せん妄を惹起することが多いので中止する。中止できない場合は,抗精神病薬と併用する。
  ○ モルヒネは,腎障害があるときは代謝物が蓄積するため,減量・変更する。
  ○ 原因が同定できない場合,画像検査で脳転移を除外する。
- オピオイドの減量
  ○ 痛みがなければ,オピオイドを20%ずつ減量する。減量した後,疼痛が悪化していないことを確認する。痛みがあれば,非オピオイド鎮痛薬を強化し,鎮痛できればオピオイドを20%減量する。

STEP2 オピオイドスイッチング・抗精神病薬の定期投与
- オピオイドスイッチングを行う。(p.126) または,抗精神病薬の定期投与を行う。

STEP3 神経ブロック
- オピオイドの硬膜外・クモ膜下投与,神経ブロックなど麻酔科的鎮痛によりオピオイドの全身投与の減量・中止が可能かコンサルテーションする。

治療目標とコンサルテーション

- 3〜7日で評価する。せん妄の消失を目標とする。
- 原因がわからない,オピオイドの変更の仕方がわからない,経口モルヒネ相当で120mg/日以上のオピオイドを変更するとき,せん妄が改善しないときはコンサルテーションする。

疼痛(4) オピオイドの副作用対策
c) 悪心

痛みをとる
- 疼痛 (1) 非オピオイドの開始
- 疼痛 (2) オピオイドの導入
- 疼痛 (3) 残存・増強した痛みの治療

副作用対策をする
- 疼痛 (4) オピオイドの副作用対策

Ⅲ 症状

評価

1. 悪心とオピオイドの開始・増量との関連を確認
2. 原因を探索
   ① 薬剤を見直す（NSAIDs, SSRI, SNRI, ジギタリス, 抗がん剤）
   ② 血液検査（高カルシウム血症, 腎障害）
   ③ 腹部所見, X線検査, 便通の確認（消化管閉塞, 便秘, 胃潰瘍）
   ④ 画像検査を見直す（脳転移）

→ モルヒネの開始・増量と無関係に悪心が出現
→ 腎機能が正常ならモルヒネによる悪心の可能性は低い

原因の治療
① 薬剤→減量・中止
② ・高カルシウム血症 (p.135)
   ・腎障害
   → モルヒネを変更
     NSAIDsを中止（アセトアミノフェンに変更）

治療

オピオイドに伴う悪心の治療ステップ

STEP1
- 原因の治療
- （疼痛がないとき）オピオイドの減量
- 制吐薬の経口投与

STEP2
- オピオイドスイッチング (p.126)
  or 制吐薬の変更・追加

STEP3
- 制吐薬の非経口投与 or 神経ブロックによりオピオイドを減量

「**吐き気・嘔吐があるとき**」（嘔気1）のパンフ HP を用いて説明・ケアを行う。

治療目標

効果判定期間 3～7日

「症状なし」
「現在の治療に満足している」
（STAS-J≦1）

No → コンサルテーション

評価のポイント

- 悪心とオピオイドの開始・増量との時間経過を確認する。「それまで悪心がまったくなかった患者が，オピオイドを開始した翌日から嘔吐している」場合はオピオイドによる悪心が考えやすい。「もともとオピオイドを内服して悪心のなかった患者が，悪心を訴え始めた」場合は他の原因をまず考える。
- オピオイド以外の原因を探索する。

治療のポイント

STEP1

- 他の原因の治療　○腎障害があるときは，代謝物が蓄積するため，輸液など脱水の治療を行い，モルヒネは減量・変更する。
- オピオイドの減量
- 制吐薬の経口投与　○「動くと気持ち悪くなる」ときは抗ヒスタミン薬，「食後に気持ち悪くなる」ときは消化管蠕動促進薬，「1日中気持ち悪い」ときはドーパミン受容体拮抗作用のある薬剤を投与する。

処方例

動くと悪心がする ヒスタミン拮抗性薬	トラベルミン3錠　分3 （嘔気が強まる時間帯に合わせて投与）
食後に悪心がする 消化管蠕動促進薬	ナウゼリン（10mg）3錠 or プリンペラン（5mg）3〜6錠 分3食前 （食後ではなく食前に投与）
1日中悪心がする ドーパミンやセロトニン受容体拮抗作用のある薬剤	ノバミン（5mg）3錠　分3 or ジプレキサ（2.5mg）1錠　眠前で開始 　　1〜3日ごとに5mg → 7.5mg 眠前まで増量 or リフレックス（15mg）0.5錠　眠前で開始 　　1〜3日ごとに15mg 眠前まで増量 or リスパダール液（0.5mg）1包　眠前で開始 　　1〜3日ごとに1mg → 1.5mg 眠前まで増量

STEP2　オピオイドスイッチング・制吐薬の変更・追加

- オピオイドスイッチングを行う（p.126）。または，**STEP1**で使用した制吐薬と作用機序の違う薬剤に変更する，または，追加する。

STEP3　制吐薬の非経口投与・神経ブロック

- 制吐剤の非経口投与　悪心・嘔吐(p.56)，または，神経ブロックなどによりオピオイドの全身投与の減量・中止が可能かコンサルテーションする。

治療目標とコンサルテーション

- 3〜7日で評価する。悪心がなく経口摂取できることを目標とする。
- 原因がわからない，使用したことのない制吐薬を処方する，どの制吐薬を選択するかわからないときはコンサルテーションする。

2. 呼吸器症状

呼吸器症状 (1) 呼吸困難

評価
原因を探索 → 原因の治療
① 低酸素血症の有無を確認
② 聴診・X線・血液検査から合併症を確認

治療

呼吸困難の治療ステップ

STEP 1
- 酸素
- 輸液　500〜1000mL/日以下に減量
- 咳・痰の対処
- モルヒネの頓用
- 抗不安薬の頓用
- ステロイド

STEP 2
- 治療目標を相談
- モルヒネの定期投与
  ・呼吸数≧10回/分で眠気を許容できる範囲で20%/1〜3日ずつ増量

STEP 3
- 抗不安薬の追加
- 苦痛緩和のための鎮静

「息切れ，息苦しさに困ったとき」のパンフ HP を用いて説明・ケアを行う

治療目標
効果判定期間　3〜7日
「症状なし」
「現在の治療に満足している」
(STAS-J≦1)

No →
- **FAQ 1** マスクを嫌がる
- **FAQ 2** 吸引が苦痛
- **FAQ 3** パニック
- **FAQ 4** 眠気を嫌がる
- **FAQ 5** 呼吸数の低下

((・)) コンサルテーション

評価のポイント

- **呼吸困難**は,「呼吸時の不快な感覚」と定義される主観的な症状である。**呼吸不全**は,酸素分圧 $PaO_2 \leq 60Torr$ で定義される客観的病態である。呼吸困難は呼吸不全・低酸素血症と必ずしも一致しない。
- 呼吸困難の原因として治療可能な原因を聴診・X線・血液検査・(必要ならば心エコー,胸部CT)で確認する。
- がんと関係のない病気で治療可能なもの(肺炎,COPDの急性増悪,心不全など)や,がんに伴う呼吸困難でもステロイド・オピオイド・抗不安薬以外の治療が有効なもの(胸水,心嚢水,気道狭窄など)があるので,専門家(呼吸器科医,腫瘍内科医,緩和ケア医など)に相談する。

表Ⅲ-2-1 呼吸困難の病態と治療

病態	治療
頻度が高いもの	
がん性リンパ管症	ステロイド
肺内転移	
腫瘍による無気肺	
感染症	抗生物質,ドレナージ(膿瘍)
胸水	胸水ドレナージ
腹水	腹水ドレナージ
心不全	利尿薬,輸液減量
疼痛	鎮痛
貧血	輸血
不安	ベンゾジアゼピン系抗不安薬,SSRI, SNRI, NaSSA
頻度が低いもの	
気胸	胸腔ドレナージ
気道狭窄	ステント,放射線治療
COPD・気管支喘息	β刺激薬,気管支拡張薬
心嚢水	心嚢ドレナージ,利尿薬
上大静脈症候群	放射線治療,ステント

治療のポイント

STEP 1〜3

- **酸素**
  - 低酸素血症を合併するとき,または低酸素血症がなくとも使用後に患者が呼吸困難が緩和したと評価するときに用いる。酸素マスクやカニューレによる拘束感や口渇を増悪させない工夫をする。
- **輸液**
  - 生命予後が数週間と考えられる患者では,胸水,気道分泌過多,肺水腫による呼吸困難の悪化を防ぐために500〜1000mL/日以下に減量する。
- **咳・痰の対処** 🔗 呼吸器症状(2)咳・痰(p.51)

STEP1 処方例 (p.49)

- **ステロイド**
  - がん性リンパ管症の場合には,ステロイドの定期投与を行う。
- **モルヒネ・抗不安薬の頓用**
  - モルヒネ・抗不安薬を呼吸困難時に処方する。
  - モルヒネは呼吸困難に対して緩和効果が認められている。頻呼吸の患者に対して呼吸数を12〜20回/分程度に減少させることで,呼吸困難を和らげることを目的として使用する。
  - モルヒネを使用しにくい場合は,抗不安薬かコデインを使用する。コデインは肝代謝を受けてモルヒネに変換されて効果を生じるため,特に咳が強い場合,1%コデイン散2gまたはコデイン錠(20mg)1錠を呼吸困難時に投与する。

STEP2

- **治療目標を相談**
  - モルヒネは全身状態のよい患者では重篤な副作用を生じないが,呼吸不全を合併している患者では傾眠で苦痛を和らげることを目標とする場合がある。患者・家族と治療目標を相談する。

<コミュニケーション例>

> 呼吸不全を伴う呼吸困難に対し,傾眠になる可能性がある緩和治療を行う場合
> 「息苦しい感じをなるべく和らげる方法を探していこうと思います。お薬としてはモルヒネを用います。モルヒネというと中毒になるとか寿命が短くなると皆さん思われていますが,つらさをとる目的で使う限りはそのような副作用はありません。息苦しさを和らげるときも,患者さんが歩けるくらいの状態であれば大きな副作用はないのですが,○○さんの場合,酸素の量が少なくなっていてそれだけで生命を維持することが難しい状態です。ですから,お薬は息苦しさを和らげるために使いますが,息苦しさがとれてもうとうとされていたり,お話が難しくなることもあると思います。患者さんとご家族のご希望をうかがって,少しうとうとしても息苦しさがとれる方法をとっていくか,眠気のない方法で様子を見ていくか,相談させてください」

- **モルヒネの定期投与** 処方例 (p.49-50)
  - 開始量は,オピオイドが投与されていない患者で経口10〜20mg/日,注射5〜10mg/日とする。オピオイドが投与されている患者では使用されているオピオイド量の20%を増量・追加する。
  - 呼吸数≧12回/分で,傾眠を許容できる範囲で苦痛が緩和されるまで20%ずつ増量する。頻呼吸の患者に対して呼吸数を12〜20回/分程度に減少させることで,呼吸困難を和らげることを目的として使用する。

STEP3

- **抗不安薬の追加**
  - 呼吸困難の緩和治療としての抗不安薬は,不安や呼吸筋の緊張を改善することによって呼吸困難を緩和すると考えられる。
- **苦痛緩和のための鎮静** 治療抵抗性の苦痛 (p.106)
  - 苦痛が緩和されないときには,鎮静を検討する。

治療目標とコンサルテーション

- まず呼吸困難がないことを目標とするが，呼吸不全を合併する場合は傾眠を前提とせずに苦痛を緩和することは達成できない場合がある．傾眠と呼吸困難のバランスに患者・家族が満足できることを目標とする．
- 原因が特定できない，モルヒネの投与が適切か判断できない，はじめて呼吸困難にモルヒネを投与する，モルヒネの増量で呼吸困難が緩和されないときはコンサルテーションする．

処方例 (1) オピオイドが投与されていない患者の呼吸困難

	定期投与	呼吸困難時
STEP1	リンデロン ①漸減法 　4～8mg/日を3～5日間投与し，効果がある場合には，効果の維持できる最小量に漸減（0.5～4mg/日）．効果がない場合は中止 ②漸増法 　0.5mg/日から開始し，0.5mgずつ4mg/日まで増量	**内服** ①オプソ(5mg) 0.5～1包 　or ソラナックス(0.4mg) 0.5錠 **坐薬** ①アンペック坐薬(10mg) 0.3個 　or セニラン坐薬(3mg) 0.5個 **注射** ①モルヒネ 0.2mL(2mg)皮下注 　1日2回まで
STEP2	**内服** オプソ(5mg) 3包 分3（8時間ごと） or MSコンチン(10mg) 2錠 分2 　（12時間ごと） **坐薬** アンペック坐薬(10mg) 1.5個/日 　分3（8時間ごと） **持続静注** モルヒネ注 0.5mL(5mg)＋生食23.5mL 　1mL/時間(5mg/日) **持続皮下注** モルヒネ注 5mL(50mg)＋生食15mL 　0.1mL/時間(6mg/日)（モルヒネ 　2.5mg/mL)	**内服** ①オプソ1回分を追加 　呼吸数≧10回/分なら1時間あけて反復可　1日2回まで ②ソラナックス(0.4mg) 1錠 **坐薬** ①アンペック坐薬(10mg) 0.5個 　呼吸数≧10回/分なら2時間あけて反復可　1日2回まで ②セニラン坐薬(3mg) 1個 **注射** 早送り1時間分 呼吸数≧10回/分なら30分あけて反復可　1日4回まで
STEP3	抗不安薬をSTEP2に追加 **内服** ソラナックス(0.4mg) 1～3錠 　分1～分3 or ワイパックス(0.5mg) 1～3錠 　分1～分3 or デパス(0.5mg) 1～3錠 分1～分3 **坐薬** セニラン坐薬(3mg) 1～3個/日 　分1～分3 or ダイアップ坐薬(4mg) 1～3個/日 　分1～分3 **舌下** ホリゾン注(10mg/A) or ドルミカム注 (5mg/A) 0.25A～1.5A/日 分1～分3 **持続静注・皮下注** ドルミカム 2.5mg/日から開始．眠気を許容できる範囲で，10mg/日まで増量．	※モルヒネの代わりにオキシコドン（オキノーム/オキシコンチン）も使用できる．

🔷 治療抵抗性の苦痛 (p.106)

処方例　(2) オピオイドが投与されている患者の呼吸困難 (STEP 2)

1. オピオイド力価換算表 (p.160)に従って投与されているオピオイドがモルヒネ・オキシコドンで何mgになるかを計算し、20%を増量・追加する量とする。全身状態が不良なときは少量から開始する。

   ⬇

2. モルヒネ・オキシコドンの経口・静脈・皮下投与で定期投与の指示を出す。

   ⬇

3. 呼吸困難時の指示を出す。
   投与量、反復条件、反復間隔、1日最大使用回数は疼痛時と同じか全身状態が不良なことが多いので、少なめから開始する。

4. 開始後、呼吸数、眠気、悪心、苦痛を観察し、投与量を調整する。

例1　フェントステープ 8mg/日で鎮痛を行っている患者でモルヒネ持続静注を追加

1. フェントステープ 8mg = モルヒネ・オキファスト静脈投与 120mg/日相当なので、20%のモルヒネ・オキファスト 24mg/日を追加する。
2. 定期投与の指示を出す。フェンタニル貼付剤に追加して、
   モルヒネ 2mL (20mg) +生食 22mL　1mL/時間で開始 (20mg/日)。
   (オキシコドンでも同様)
3. 呼吸困難時の指示を出す。
   呼吸数≧10回/分なら30分あけて反復可　1日4回まで。
   早送り量はそれまでに使用していた疼痛時と同量とする。この場合、オプソ 10mg を使用していれば、モルヒネ 3〜5mg/回。

例2　オキシコンチン 40mg/日で鎮痛を行っている患者で持続皮下注に変更

1. オキシコンチン 40mg/日 = オキファスト皮下投与 30mg/日なので、20%増量すると 36mg/日となる。開始量は少なめの 24mg/日として増減する。
2. 定期投与の指示を出す。
   オキファスト 5mL (50mg) 0.1mL/時間で開始 (24mg/日)、漸増する。
3. 呼吸困難時の指示を出す。
   早送り1時間分　呼吸数≧10回/分なら30分あけて反復可　1日4回まで。

例3　オキシコンチン 40mg/日で鎮痛を行っている患者でモルヒネ内服に変更

1. オキシコンチン 40mg/日 = モルヒネ経口 60mg/日なので、20%増量すると 72mg/日となる。開始量は少なめの 60mg/日として増減する。
2. 定期投与の指示を出す。カディアン (60mg) 1カプセル　分1 (24時間ごと)。
3. 呼吸困難時の指示を出す。
   オプソ(10mg) 1包 or モルヒネ(10mg) 1錠　呼吸数≧10回/日なら1時間あけて反復可 1日3回まで。

呼吸器症状 （2）咳・痰

咳の治療

- ACE（アンジオテンシン変換酵素）阻害薬を服用している場合は中止を検討する。
- **通常の鎮咳薬で効果がない場合**
  - 1％コデイン散 4〜8g 分4，または，コデイン錠(20mg) 4錠 分4
    - 夜間に悪化することが多いので，毎食後のみではなく眠前にも投与する。
    - コデイン散の内服が大変なときは，コデイン錠(20mg)に変更する。
- **効果がない場合**
  - コデイン錠（20mg） 6錠まで増量する。
  - コデイン 120mg/日は肝臓で代謝されてモルヒネ（12〜）20mg/日内服と同じ効果を生じる。コデイン 120mg/日まで増量したら，モルヒネ徐放錠 20mg/日に変更し，眠気・悪心がないことを確認しながら 50％ずつ増量する。通常モルヒネ 60mg/日までで鎮咳される。

痰の治療

- 肺炎など合併症の治療。去痰薬。
- 頭頸部がん，反回神経麻痺，脳転移のために唾液を誤嚥している場合，頻脈・腸管麻痺・口渇を生じない範囲で，①ブスコパン(20mg/A) 1〜2Aを眠前に点滴，②ブスコパン(20mg/A) 1〜4A/日持続静注・皮下注。
- 喀痰排出を目的とした呼吸リハビリテーションについて相談。
- **死亡直前の気道分泌**
  - 抗コリン薬が有効な場合がある。すでに出現した気道分泌を消失させる効果は乏しいので，気道分泌の生じはじめに早期に開始する。すでに存在する分泌物は吸引で対応する。
  - 注射薬が使用できないときは，アトロピン点眼薬 2〜3滴/回を1日2〜4回舌下投与で使用してもよい。

表Ⅲ-2-2 気道分泌に対する薬物療法

	頓用	持続投与
ブスコパン (20mg/A)	1A 皮下注・静注	20mg/日持続静注・皮下注で開始 頻脈・口渇の許容できる範囲で，1日ごとに 40mg/日→ 60mg/日→ 80mg/日→ 120mg/日 まで増量
ハイスコ* (0.5mg/A)	0.5A 舌下・皮下注 30分あけて 1日3回まで	0.5mg/日持続静注・皮下注で開始 頻脈・口渇・傾眠の許容できる範囲で，1日ごとに 1mg/日→ 1.5mg/日→ 2.5mg/日→ 3mg/日 まで増量

*ハイスコは鎮静作用があるため，意識低下が好ましくない患者に使用してはならない。
せん妄を生じる場合があるので，生じたら中止する。

ケアのポイント

- **呼吸困難の状況の確認**：「簡便な症状評価の問診」(p.5)，「生活のしやすさに関する質問票」(p.6) などを使って，呼吸困難の状況を確認する。
- **呼吸困難についての説明**：呼吸困難の原因，対処方法，緩和目標について患者・家族・主治医・看護師・その他のスタッフで共有する。
- **環境調整**：患者が好む環境を調整する。低温，気流（外気，うちわ，扇風機）があることを好まれることが多い。また，酸素吸入を続けながら移動が可能な部屋の整備を行う。ナースコールが常に手元にあるようにする。
- **姿勢の工夫**：起座位や健側の肺を上にした姿勢など，呼吸困難が軽くなるような姿勢がとれるよう，ベッドの背もたれを上げたり，クッションなどを使う。
- **酸素の使用**：酸素療法の使用法・使用時間を指導する（食事，排便，労作時など）。酸素マスク，カニューレの不快感に対処する。酸素吸入中は，口腔や鼻粘膜が乾燥するので，いつでも水分（氷片）が摂れるようにする。
- **呼吸法，呼吸リハビリテーション**：適応（全身状態が比較的良好で，予後予測2～3カ月以上）について検討し，口すぼめ呼吸や，腹式呼吸を指導する。リラックス効果もある。ただし，呼吸困難が強い場合は，かえって呼吸困難を助長させることにつながりかねないので，無理をしない。
- **不安への対応**：呼吸困難に伴う不安，恐怖を理解し，患者への関心を寄せ，可能な限りそばに付き添う。また，頓用の抗不安薬の使用も検討する。
- **睡眠の誘導**：睡眠の重要性を指導する。眠ってしまっても，呼吸が止まることがないことや，常に呼吸状態について観察することを伝え，安眠を促す。
- **リラックス・気分転換**：呼吸困難があると，呼吸に意識が集中しそのことが呼吸困難を増強させることがあるので，他に集中できること，リラックスにつながることなどを話し合う。
- **加湿を心がける**：喀出が困難な場合は，吸入も検討する。

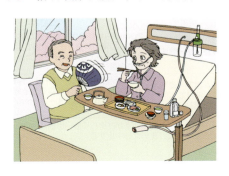

パンフの使い方

- パンフ「息切れ，息苦しさに困ったとき」HP を使って，以下のポイントを説明する。
  - 呼吸困難による生活への影響を確認し，個々の患者に該当する状況にチェックする。
  - 呼吸困難について，原因・診察・検査・治療について個々の患者に該当する項目にチェックをする，もしくは書き込みをして，説明していく。治療方法について，パンフの □□□□□ に選択されている薬剤や用法を書き込み，説明する。
  - 治療の目標として数日での可能な目標にチェックをする。
  - 呼吸困難を増強させる要因を説明し，該当するものにチェックや書き込みを行い，話し合う。
  - 家族や患者自身でも取り入れることができる呼吸困難緩和のためのケアや工夫について話し合う。睡眠状態は必ず確認する。
  - 家族に手伝ってもらえることで，取り入れられそうな項目を話し合う。
  - 呼吸困難の伝え方について，説明する（記入できれば「**生活のしやすさに関する質問票**」を用いる）。
  - 呼吸困難について漠然と不安を抱えていることがあるので，「こんな心配はありませんか」と話し始め，患者・家族の思いを聞き，対処方法について話し合う。
  - 緊急の連絡先を確認し，どのようなことが起こったときに，どこに連絡するのかを伝える。

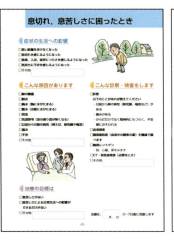

呼吸困難のFAQ

FAQ 1 　酸素マスクやカニューレを嫌がる

▶まず考えること

- 酸素吸入により実際に低酸素血症が改善しているかを確認し，改善がみられない場合には中止を検討する。
- 嫌がる原因を探索し，その改善を図る。
  - 圧迫感・束縛感がある→フェイスマスクの吹き流しにする，枕元にマスクを置く，1日中ではなく安静時は経鼻カニューレに，労作時はマスクに変える。カニューレの上から紙マスクをする。
  - 口渇感がある→口腔ケアを行う。　◆口腔ケア(p.140)
- せん妄がある場合，せん妄の治療を行う。　◆せん妄(p.88)

▶▶次に考えること

- オキシマイザー（経鼻のリザーバーマスク）を使用する。

FAQ 2 　患者が喀痰の吸引を苦痛とする

- 患者の全身状態を評価する。死亡が1週間前後に迫っている時期であれば吸引をしないで抗コリン薬で対応する。◆呼吸器症状(2)咳・痰(p.51)
- 吸引が必要な場合，患者の意向をふまえ，苦痛の少ない方法を工夫する。
  - 定期的な吸引はせず，自覚症状のあるときに行う。
  - チューブの口径を吸引可能な最小径にする。
  - 吸引圧を－200mmHgを基準として苦痛が最も少ない圧で調節する。
  - 吸引しやすい角度・体位を見つけてチームで共有する。
  - チューブの挿入中は吸引圧をかけない。

FAQ 3 　眠気を嫌がる

- 眠気を嫌がる患者の気持ちを理解する。
- 原因治療を十分に行ったかを検討する。
- 呼吸困難に対するケアで工夫できることを検討する。
- 眠気をもたらさない緩和治療を提案する。
  - 生理食塩水などの吸入を行う。
  - 定時投与でなく，「苦しいときに合わせて」患者の意向に沿って頓用を使う。
  - 抗不安薬は，日中の投与を減量し，1日1回眠前投与に変更する。
  - オピオイドの投与量を減量する。

FAQ 4 「このまま死んでしまうのではないか」とパニックになる

◆まず考えること

- 呼吸不全なのか，窒息なのか，呼吸不全を伴わないパニックなのかを，酸素飽和度・理学所見から判断する。

  呼吸不全・窒息 → 個別の対応

  呼吸不全・窒息を伴わない
  → ・酸素量を調整する。
  ・あらかじめ指示されている呼吸困難時の薬剤を投与する。
  ・空気の流れが顔に当たるように窓を開ける，うちわで扇ぐ。
  ・室温を下げる，患者の楽な体位をとる（起座位・ファーラー位）。
  ・そばにいて声をかけ背中をさするなど，患者を一人にしない。
  ・注意を転換する。
  ・空気の流れや胸に患者自身の手を置き，手の温かさと呼吸運動のあることを意識させる。

▶▶パニックが治まった後に考えること

- 「……すると楽になる」方法をなるべく多く見つけ，患者自身が行えるようにする（頓用薬を自己管理で内服する，リラクセーション法など）。

FAQ 5 呼吸数が低下したが，呼吸困難がある

- 呼吸数が低下しても呼吸困難が緩和しない場合は，モルヒネの効果のない呼吸困難である。
  ○モルヒネを減量・中止し，その他の方法を検討する。
  ○コンサルテーションする。

3. 消化器症状

消化器症状 (1) 悪心・嘔吐

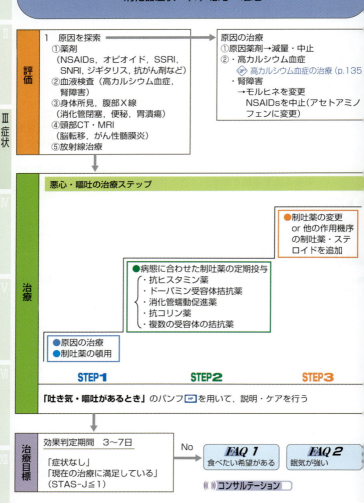

評価のポイント

- 悪心・嘔吐の原因を探索する。薬物を見直す，血液検査，身体所見，腹部X線検査を行う。必要な場合，腹部超音波・CT，頭部画像検査を行う。頭蓋内病変（がん性髄膜炎）はCTでは診断が困難なことがあるので，必要ならばMRIを撮影する。

治療のポイント　　　　　　　　　　　◇ 処方例（p.59）

STEP1　原因の治療，制吐薬の頓用
- 制吐薬を頓用で使用しながら，原因の治療を行う。

STEP2　病態に合わせた制吐薬の定期投与
- 最も関与していると思われる病態を同定し，制吐薬を1つ選択する。

◇ 作用機序に応じた制吐薬（p.58）

- 効果がなければ，1～2日ごとに30～50%ずつ副作用のない範囲で最大投与量まで増量する。

STEP3　制吐薬の変更，他の作用機序の制吐薬・ステロイドの追加
- 最大投与量で改善が得られない，または，眠気・錐体外路症状の副作用が生じた場合，①制吐薬を変更する，または，②他の作用機序をもつ薬剤・ステロイドを併用する。

制吐薬の副作用とその対策
- 制吐薬を使用する場合は，以下の副作用を観察，対応する。

> ○眠気：「眠気はうとうとしてちょうどいいくらいですか？　それとも不快な感じですか？」と聞き，不快なら　1）制吐薬の減量，2）眠気の少ない制吐薬への変更を行う。
> ○錐体外路症状：ドーパミン受容体に拮抗する薬剤では，アカシジアなどの錐体外路症状を生じうる。疑われる場合は，減量・中止する。
> ○高血糖：ジプレキサは，糖尿病・糖尿病の既往のある患者は禁忌。

治療目標とコンサルテーション

- まず悪心・嘔吐の消失を目標とする。達成できない場合，患者の多くは1日数回の嘔吐なら耐えられるが，持続する悪心に耐えられないので，「嘔吐を1日2回以下，持続する嘔気がない」を目標にする。
- 原因がわからない，悪心・嘔吐が緩和されない，使用した経験のない制吐薬を投与するときはコンサルテーションする。

表III-3-1 作用機序に応じた制吐薬

作用機序	有効な病態	臨床症状	薬剤の種類	薬剤
前庭神経	①脳転移・がん性髄膜炎 ②オピオイド	●動くと悪化する ●めまいを伴う	抗ヒスタミン薬	トラベルミン** ポララミン* アタラックスP**
化学受容器引金帯(CTZ)	①オピオイドなどの薬剤 ②腎障害 ③高カルシウム血症	●1日を通して気持ち悪い ●オピオイドの血中濃度にあわせて増悪	ドーパミン受容体拮抗薬	セレネース*
消化管蠕動運動の低下	①オピオイド ②肝腫大・腹水による消化管運動の低下	●食後に増悪する ●便秘や消化管ガスの増加	消化管蠕動促進薬	ナウゼリン プリンペラン ガスモチン
消化管蠕動運動の亢進	消化管閉塞	●蠕動痛がある	抗コリン薬	ブスコパン
ドーパミン,セロトニン,ヒスタミンなど複数の受容体に作用(注)	原因が複数または特定できない		複数の受容体の拮抗薬	ノバミン* リスパダール* ジプレキサ** リフレックス*** コントミン*** ヒルナミン***
炎症・サイトカインの抑制	悪液質	●中程度の炎症反応 ●悪質液を伴う	ステロイド	リンデロン デカドロン

注：セロトニン・ドーパミン受容体拮抗薬,多次元受容体拮抗薬,フェノチアジン系抗精神病薬などに分類されるが,本書では一括して記載した。
*眠気の強さの目安を示す。なし：なし,＊：弱い,＊＊：中程度,＊＊＊：強い
ジプレキサには口腔内崩壊錠がある。リスパダール液は舌下投与しても口腔粘膜から吸収されないが,口腔内や舌下に投与することで,一部嚥下され,効果がみられる場合がある。他に投与方法がない場合に利用する。ノバミンは,ドーパミン受容体拮抗作用が主であり,化学受容体引金帯（CTZ）に作用する薬として分類する場合も多い。

処方例

	定期薬	悪心時
STEP1, STEP2		
前庭神経	経口 トラベルミン3錠 分3 静脈・皮下 ポララミン or トラベルミン or アタラックスP(25mg/A) 持続静注 1A/日から開始。眠気のない範囲で，4A/日まで増量	経口 トラベルミン1錠 静脈 ポララミン or トラベルミン or アタラックスP (25mg/A) 1A点滴
化学受容器引金帯(CTZ)	経口 セレネース(0.75mg)1錠 眠前で開始。 1～3日ごとに1.5mg眠前まで増量 静脈・皮下 セレネース(5mg/A) 持続静注・皮下注 0.5A/日から開始 眠気，錐体外路症状のない範囲で，1A/日まで増量	経口 セレネース (0.75mg) 1錠 静脈・皮下 セレネース(5mg/A) 0.3A皮下注・点滴
消化管蠕動運動の低下	経口 ナウゼリン(10mg) 3錠 分3食前 坐薬 ナウゼリン坐薬(60mg) 2個/日 分2 静脈・皮下 プリンペラン(10mg/A) 持続静注・皮下注 2A/日から開始。蠕動痛，錐体外路症状のない範囲で，6A/日まで増量	経口 ナウゼリン(10mg) 1錠 坐薬 ナウゼリン坐薬 (60mg) 1個 静脈・皮下 プリンペラン(10mg/A) 1A静注・皮下注
消化管蠕動運動の亢進	ブスコパン(20mg/A) 持続静注・皮下注 2A/日から開始。頻脈・腸管麻痺・口渇のない範囲で，6A/日まで増量	ブスコパン(20mg/A) 1A静注・皮下注
複数の受容体の括抗薬	経口 ノバミン(5mg) 3錠 分3 or ジプレキサ(2.5mg) 1錠 眠前で開始。 1～3日ごとに5mg 眠前まで増量 orリフレックス(15mg)0.5錠 眠前で開始。 1～3日ごとに15mgまで増量 or リスパダール液(0.5mg) 1包 眠前で開始。 1～3日ごとに1mg → 1.5mgまで増量 静脈 ノバミン(5mg/A) 持続静注 1A/日から開始。眠気，錐体外路症状のない範囲で，2A/日まで増量	経口 各1回分を追加 静脈 ノバミン(5mg/A) 1A点滴・筋注
STEP3		
ステロイド	リンデロン ①漸減法 　4～8mg/日を3～5日間投与し，効果がある場合には，効果を維持できる最小量に漸減(0.5～4mg/日)。効果がない場合は中止 ②漸増法 　0.5mg/日から開始し，0.5mgずつ4mg/日まで増量	

点滴：生食100mLに溶解して点滴，または，生食20mLに溶解して緩徐に静注。

ケアのポイント

○ **悪心・嘔吐の状況の確認**:「簡便な症状評価の問診」(p.5),「**生活のしやすさに関する質問票**」(p.6) などを使って,悪心・嘔吐の状況を確認する。
○ **悪心・嘔吐についての説明**:悪心・嘔吐の原因,対処方法,緩和目標について患者・家族・主治医・看護師・その他のスタッフで共有する。
○ **環境調整**:悪心・嘔吐を誘発するような,においへの配慮を行う。吐物の臭気を部屋にとどめない,閉鎖式のドレナージ回路を用いる,食事のにおいに配慮する,香水のにおいを避ける。温かい食物はにおいが強くなるので注意する。衣類による締め付けがないかも確認する。室内の換気を良くする。
○ **食事の工夫**:脱水症状に注意する。悪心・嘔吐が強い間は無理に食事をとらないように指導する。症状が緩和されてから,症状が悪化しない食事を患者・家族とともに検討する。　　　　　　　　　　　　HP「食欲がないとき」
○ **口腔ケア**:毎日口腔内を観察して,口内炎,口腔内汚染や乾燥の有無を確認し,さらに,水分や氷片を用意し口渇への対処を行う。
　　　　　　　　　　　　　　　　　　　　　　　　　口腔ケア (p.140)
○ **便秘対策**:悪心・嘔吐が便秘による場合は,積極的に排便管理を行う。もともと,患者の生活習慣の中にある便秘対策を確認し,それを活かしながら薬剤によるマネジメントの必要性も伝えていく。
　　　　　　　　　　　　　　　　　　　　　　　HP「便が出にくいとき」
○ **リラックス・気分転換**:悪心・嘔吐に意識が集中し,悪心・嘔吐をさらに増強させることがある。他に集中できること,リラックスにつながることなどを話し合う。

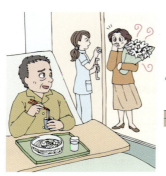
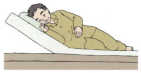

パンフの使い方

- パンフ「吐き気・嘔吐があるとき」 HP を使って,以下のポイントを説明する。
- □ 悪心・嘔吐の生活への影響について話し合う。
- □ 悪心・嘔吐の治療の目標として,数日での可能な目標にチェックをする。
- □ 悪心・嘔吐について,原因・診察・検査・治療について個々の患者に該当する項目にチェックをする,もしくは書き込みをして,説明していく。腹部の病態だけでなく,他の原因からも悪心・嘔吐が起こることを説明し,原因に合った方法で対応していくことを説明する。治療方法について,パンフの[　　　　]に患者に選択されている薬剤や用法を書き込み,説明する。
- □ 悪心・嘔吐を増強させる原因を説明し,患者がどのようなときに悪心・嘔吐が増強すると感じているか,[　　　　]に該当するものにチェックや書き込みを行い,話し合う。
  家族や患者自身でも取り入れることができる悪心・嘔吐緩和のためのケアや工夫について話し合う。
- □ 悪心の伝え方について,説明する(記入できれば「**生活のしやすさに関する質問票**」を用いる)。
- □ 悪心・嘔吐について漠然と不安を抱えていることがあるので,「こんな心配はありませんか?」と話し始め,悪心・嘔吐について患者・家族の思いを聞き,対処方法について話し合う。
- □ 緊急の連絡先を確認し,どのようなことが起こったときにどこに連絡するのかを伝える。

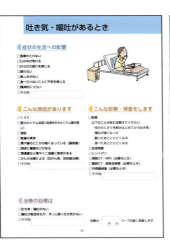
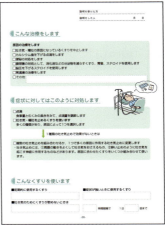

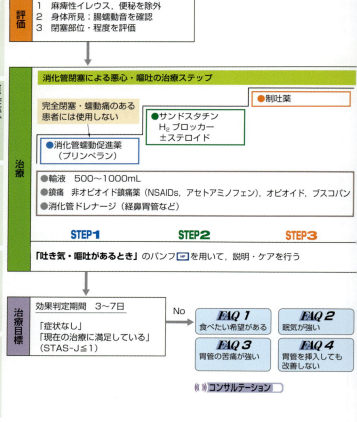

評価のポイント

- 病歴・腸蠕動音・X線所見から,麻痺性イレウス,便秘を除外する。
- 腸蠕動音を確認する。
- 手術記録・紹介状からの病歴(がん性腹膜炎,癒着性イレウスの治療の既往),腹部X線から,閉塞部位・程度を評価する。

閉塞部位による症状・治療(p.64)

治療のポイント　　処方例(p.64)

STEP1〜3

- 手術や,内視鏡的治療の適応を外科・消化器科に相談する。
- **輸液**:500〜1000mL/日を目安に行う。生命予後を踏まえ,輸液量を調整する。
- **鎮痛**:疼痛の治療ステップに従って行う。腸管運動抑制はフェンタニルが弱い。鎮痛を優先するときにはモルヒネ・オキシコドンを,不完全閉塞で蠕動を維持したいときはフェンタニルを優先する。 疼痛(p.14)
  - 蠕動痛があるときは,抗コリン薬(ブスコパン)を追加する。2A/日から開始。頻脈,腸管麻痺がない範囲で,6A/日まで増量。
- **消化管ドレナージ**:経鼻胃管の使用は患者の意向を確認する(留置,間欠的挿入,使用せずに嘔吐のいずれか)。全身状態が良好な場合,胃瘻(PEG)や経食道的胃瘻(PTEG)を検討する。

STEP1　消化管蠕動促進薬

- 不完全閉塞ではプリンペランを投与する。蠕動が亢進している場合,プリンペランを投与した後に腹痛を生じる場合は,消化管蠕動促進薬は使わない。

STEP2　サンドスタチン±ステロイド

- サンドスタチン(腸液抑制)とH₂ブロッカー(胃液抑制)、リンデロンを併用し,3〜7日で効果を判定する。無効であれば中止する。サンドスタチンを高カロリー輸液に混注すると,力価が低下するので注意する。

STEP3　制吐薬

- 眠気と悪心のバランスについて患者の意向をふまえながら,制吐薬を投与する。

治療目標とコンサルテーション

- 満足のいく症状緩和が達成できないときは,「経鼻胃管を用いて苦痛が改善している」を目標にする。
- 悪心・嘔吐が緩和されない,使用した経験のない制吐薬を投与するときはコンサルテーションする。

処方例

	定期投与	嘔気時
STEP 1	●プリンペラン(10mg/A) 持続静注・皮下注 1A/日から開始。蠕動痛，錐体外路症状がない範囲で，慎重に 6A/日まで増量 ●ナウゼリン坐薬(60mg) 2個/日 分2	プリンペラン (10mg/A) 1A 静注・皮下注 or ナウゼリン坐薬 (60mg) 1個
STEP 2	●サンドスタチン* 0.3mg/日 持続皮下・静脈注射，間欠的皮下・静脈注射(0.1mg × 3) ● H_2 ブロッカー ●リンデロン 4〜8mg/日 分1(朝)〜分2(朝・昼)で開始。3〜5日で効果がみられれば0.5〜4mg/日に減量維持 効果がなければ中止	ポララミン 1A or トラベルミン 1A or アタラックス P (25mg/A) 1A or セレネース (5mg/A) 0.3A 皮下注・点滴 or ノバミン(5mg/A) 1A 点滴・筋注
STEP 3	●ポララミン or トラベルミン or アタラックス P(25mg/A) 持続静注 1A/日から開始。眠気がない範囲で，4A/日まで増量 ●セレネース(5mg/A) 持続静注・皮下注 0.25A/日から開始。眠気，錐体外路症状がない範囲で，0.5A/日まで増量 ●ノバミン(5mg/A) 持続静注 1A/日から開始。眠気，錐体外路症状がない範囲で，2A/日まで増量 ●ジプレキサザイディス(5mg) 1錠 眠前	

*250〜500mL の維持輸液で 24 時間投与，または，持続皮下注を行う。高カロリー輸液を行っている場合は，1) 維持液に混注して側管から投与する，2) 持続皮下注射を追加する，3) 高カロリー輸液に混注する(効果減弱)。1日3回の静脈投与も可。

表Ⅲ-3-2 閉塞部位による症状・治療

	優勢な臨床症状	薬物療法の効果
上部消化管閉塞	悪心・嘔吐	不良。制吐のためにドレナージが必要なことが多い
下部消化管閉塞	腹部膨満，疼痛	ドレナージを使用せずに苦痛を緩和できる場合が多い

悪心・嘔吐のFAQ

FAQ 1　食事をしたい希望がある

まず考えること

- 絶飲食が不可欠か(摂取で症状や状態の悪化が予測されるか)を検討する。
- 患者自身の食事に対する考えを知る。「少しでも口から摂取できること」に意味のあることは多い。

―＜コミュニケーション例＞―

「食事に対する価値観は人それぞれと思います。『ある程度もどしても構わないから、今まで通りいろいろなものを食べたい』とお考えですか？　それとも、『もどすのはつらいので、できる限り吐かないようにしたい』とお考えですか？」

▶▶次に考えること

- 食事の固さや量を調整することで症状が緩和されて食事が可能か、栄養士を含めたチームで検討する。
- 「咀嚼して味わった後、嚥下せずに口から出す」方法、嚥下した後に胃管から吸引する方法を提案する。スープ、アイスクリーム、ゼリー、プリン、クッキーなどは胃管を通過する。
- かき氷や炭酸飲料などさっぱりしたもの、ガム・あめ・するめ(飲み込まない)を試す。
- 食べなくても、家族と同じ盛りつけにしたり、家族が食べているのを一緒に見ることが気晴らしになるか確認する。

FAQ 2　眠気が強い

▶まず考えること

- 患者の満足する程度に症状が緩和されていれば、制吐薬を維持・減量する。
- 眠気の少ない他の制吐薬に変更する。
- 眠気を生じる制吐薬は、眠気のない制吐薬(プリンペラン、ステロイド)を併用し、減量する。

▶▶次に考えること

- 眠気と悪心のバランスを患者と相談する。

<コミュニケーション例>

「吐き気止めは酔い止めに近いものが多いので，眠気があるものが多いです。そのバランスを相談したいのですが，今の状態は吐き気があってももう少し眠気がない方がよいですか？ それとも，眠気が増えてももう少し吐き気をおさえたほうがよいですか？」

FAQ 3　胃管挿入・留置の苦痛が強い

▶まず考えること

- 胃管の挿入が必要な状況か確認する（排液がないのに挿入されているなど）。
- 胃管を抜去するためにサンドスタチンやステロイドなどの治療を行ったか確認する。
- PEG や PTEG の適応があるか確認する。
- 「胃管をずっと入れておくことがつらいのか，一度入れてしまえば楽だが入れるときがつらいのか，入れるときも留置しておくのもつらいのか」を患者に確認する。

▶▶次に考えること

- **留置がつらい場合**
  - 胃管を軟かく細いもの(口径の細い経腸栄養チューブなど)に変更する。
  - 鼻翼にかからない固定方法にする。
  - 鼻翼を毎日観察し，炎症があれば抗炎症薬を塗布する。
  - トローチ・含嗽水を使用する。
  - 一時的に挿入して用手的に吸引し，抜去する方法を検討する。
- **挿入がつらい場合**
  - 十分に局所麻酔を塗布する。
  - 苦痛の少ないと患者自身が言うほうの鼻腔を用いる。
  - 上半身を起こして（臥床したままでなく）挿入する。
  - 局所麻酔薬を塗布し，時間をおいて麻酔効果が得られてから処置を行う。
- **留置・挿入ともつらい場合**
  - 上記の対応をする。
  - 胃管を使わずに嘔吐することを好む患者もいる。嘔吐しても吐物で汚染・臭気が強くならないように，口元にタオルを敷く，洗面器を常に用意しておくなどのケアを行う。

FAQ 4 　経鼻胃管を挿入しているにも関わらず，悪心・嘔吐が緩和されない

- 電解質異常（高カルシウム血症）など，腎障害の悪化に伴うモルヒネの代謝物の蓄積，脳転移など消化管閉塞以外の原因が悪化していないかを確認する。
- 経鼻胃管が閉塞していないかを確認する。
- 経鼻胃管が正しく胃内に挿入されているかを，胸部X線や胃泡を聴診で確認する（食道内に経鼻胃管が反転していることがある）。
- 臭気・咽頭刺激の対策を行う。
- スキルス胃がんや肝腫大による胃の圧迫，胃全摘出後では消化管の容量が少ないため，少量の内容物で嘔吐する。1）時間を決めて定期的に用手的に吸引する。2）夜間は陰圧接続吸引をする。3）吃逆や嘔吐の間隔を観察し，嘔吐する時間を予測して吸引する。
- 眠気とのバランスを観察しながら，制吐薬を投与する。

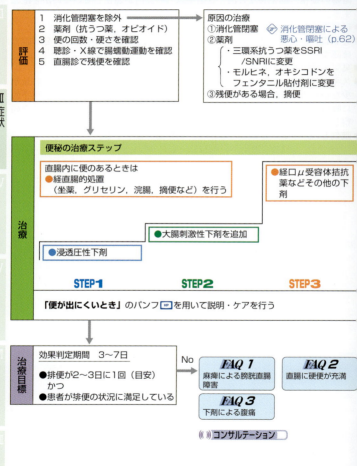

評価のポイント

- 腸蠕動運動を低下させる薬剤を見直し，抗コリン作用の弱い薬剤に変更する。モルヒネ・オキシコドンをフェンタニル貼付剤に変更する。
  ▶オピオイドスイッチング (p.126)
- 便の回数とともに，硬さ，腸蠕動音を必ず聞く。
- 直腸内を直腸診や X 線で確認する。「便が出ている」と患者が言う場合も，硬便の周りから軟便が出ていることがある（溢流性便秘）。

治療のポイント

- 便を軟らかくする浸透圧性下剤と，腸蠕動運動を亢進させる大腸刺激性下剤がある。
- 便が硬いときは浸透圧性下剤（酸化マグネシウムなど），硬さはいいが出ないときは大腸刺激性下剤（プルゼニド，ラキソベロン）を使用する。

	商品名	使用量
浸透圧性下剤	酸化マグネシウム ラクツロース	1～3g 分3 15～60mL(分2～3)
大腸刺激性下剤	プルゼニド ラキソベロン	1～4錠 3～30滴

STEP 1　浸透圧性下剤

- 塩類下剤（酸化マグネシウム）を用いる。漸増することが多いが，2～3 g/日で処方し便が軟らかくなったら減量してもよい。腎機能障害時の高マグネシウム血症に注意する。

STEP 2　大腸刺激性下剤を追加

- プルゼニドで調節が難しいときは，微調整しやすいラキソベロンを用いる。
- プルゼニド・ラキソベロンで腹痛を生じるときは，ラクツロースやアミティーザを用いると腹痛を生じにくい。
- がん性腹膜炎の場合，癒着や狭窄があり蠕動運動を亢進させることで腹痛が悪化することが多い。大腸刺激性下剤より浸透圧性下剤を優先する。

STEP 3　経口μ受容体拮抗薬などその他の下剤

- オピオイドによる便秘には，経口μ受容体拮抗薬のスインプロイクがある。
- クロライドチャネルアクチベーターであるアミティーザは，腸管内に腸液の分泌を増加させ便を柔らかくし，排便を促進する。

治療目標とコンサルテーション

- 3～7日で評価する。患者の生活習慣に合わせた排便があり，満足していることを目標とする。
- 便秘の改善が得られない，苦痛が増強したときはコンサルテーションする。

ケアのポイント

- **便秘の状況の確認**：「簡便な症状評価の問診」(p.5)、「生活のしやすさに関する質問票」(p.6) などを使って、回数、便の硬さを確認する。必ず腹部の触診をし、腹部の状況や便塊が触れないかを確認する。医師と相談し、腹部 X 線で便秘の状況を確認したほうがよい場合もある。
- **便秘についての説明**：便秘の原因、対処方法、緩和目標について患者・家族・主治医・看護師・その他のスタッフで共有する。
- **日常生活の工夫**：患者のもともとの排便習慣や、取り入れているケアを聞き、それを生かしながら、体調に支障がなければ歩行や運動を生活に取り入れる。
- **マッサージ**：定期的に腹部マッサージを取り入れたり、背部の温罨法（後腹膜神経叢への刺激）を行ったりする。
- **食事の工夫**：食事や水分摂取の程度を確認し、治療に応じて、可能な範囲で水分の摂取を勧めたり、食物繊維の多い食品（穀類・いも・豆類など）の摂取を勧める。水分摂取が可能な場合は、飲水量が 1 日 1L 以上となるように心がける。

  ※毎日、飲酒する習慣のあった方が急に飲酒を中止することで、便秘に傾くことがある。

- **生活指導**：便意を感じたらすぐに対処し、我慢させないようにする。トイレまで行けない場合は、ポータブル便器を設置、それも難しければ床上排泄とする。排泄の際の周囲の環境（他の患者や時間帯）を調整する。下肢が支持されないと腹圧がかけにくいため、足台などを使い、足の支持を行う。

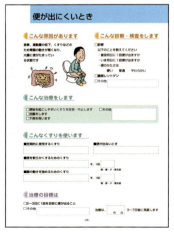
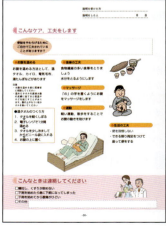

パンフの使い方

- パンフ「**便が出にくいとき**」🅗🅟 を使って，以下のポイントを説明する。
便秘の緩和には，家族の理解や協力が不可欠であるため，家族も同席していることが望ましい。
- □ 現在の排便の様子について質問し，話し合う。
- □ 便秘の治療の目標を説明し，どのような排便パターンが好ましいかを話し合い，書き込みを行う。再評価の日を [　　　　] に書き込む。
- □ 便秘について，原因・診察・検査・治療について個々の患者に該当する項目にチェックをする，もしくは書き込みをして，説明する。原因に合った方法で対応していくことを説明する。
- □ 治療方法について，パンフの [　] に患者に選択されている薬剤や用法を書き込み，説明する。特に，「便を軟らかくする薬」と「腸の動きを刺激する薬」を組み合わせて使用することを説明する。飲み薬だけでうまく便が出ないときに予定される治療を [　　　　] に書き込む。
- □ 長期にわたり，便秘をしていたり，宿便がある場合には，先に摘便や浣腸などの処置を行ってから，定期的な便秘対策を取り入れていくことを伝える。
- □ 家族や患者自身でも取り入れることができる便秘対策のためのケアや工夫について話し合う。
  - 腹背部を温める
  - 運動
  - マッサージ
  - 食事の工夫
  - 生活の工夫
- □ 緊急の連絡先を確認し，どのようなことが起こったときに連絡するのかを伝える。

消化器症状 (4) 腹部膨満感

評価

腹部膨満感の原因が,消化管閉塞・便秘,腹水,播種・腫瘍のいずれかを判断する
① 身体所見(触診・打診・濁音界)
② 腹部X線
③ 超音波検査

治療

腹部膨満感の治療ステップ

消化管閉塞・便秘	播種・腫瘍
それぞれへの対応(p.62, 68)	ドレナージ・ステロイド・オピオイド

腹水

- ● オピオイド
- ● 腹水ドレナージ
- ● 利尿薬 アルダクトン±ラシックス

がん性腹水で確実な症状緩和が必要な場合,最初から考慮

- ● 輸液量の調節 500〜1000mL/日
- ● 非薬物療法・生活指導

STEP 1　　**STEP 2**　　**STEP 3**

「お腹がふくれる,張るとき」のパンフ HP を用いて説明・ケアを行う

治療目標

効果判定期間 3〜7日

「症状なし」
「現在の治療に満足している」
(STAS-J≦1)

No →

FAQ 1 処置の苦痛が強い

FAQ 2 ドレナージにより,腎機能・循環が悪化

(((・))) コンサルテーション

評価のポイント

- 原因が，①消化管閉塞・便秘など消化管内容物，②腹水，③腹膜播種・腫瘍（がん性腹膜炎，腹腔・骨盤内腫瘍など）のいずれかを確認する。

治療のポイント（腹水）

STEP1〜3
- 化学療法，シャント術の適応について，専門家に相談する。
- 非薬物療法を行う。塩分制限，水分制限を検討する。
- 輸液：経口摂取量がほとんどない状況では1000mL/日を目安とする。生命予後を踏まえ，輸液量を調整する。

STEP1 利尿薬
- 開始前に，血液検査を行い，腎機能，ナトリウム，カリウムを確認する。
- がん性腹水の場合，利尿薬の効果は不確実で，効果出現に1〜2週間必要であり，電解質異常を生じる可能性が高い。したがって，1）確実な症状緩和が必要，2）腎障害・電解質異常がある，3）1日の半分以上をベッド上で過ごしている場合には，腹水ドレナージを優先する。
- レニン-アンギオテンシン系を抑制するため，アルダクトンを用いる。
- アルダクトンA 50〜100mg/日，ラシックス20〜40mg/日で開始し，1週間後に腎機能・電解質を確認し，投与量を調整する。

	開始	調節		腎機能異常を生じた場合
		ナトリウムが低下（≦130）	カリウムが上昇（≧5.5）	
アルダクトンA	50〜100mg/日	—	減量・中止 1〜3日後に再検	減量・中止
ラシックス	20〜40mg/日	減量	増量	

STEP2 腹水ドレナージ
- 500〜2500mL/回のドレナージを，患者の自覚する症状に合わせて行う。
- シャント術，腹水濾過濃縮再静注（CART）の適応を検討する。

STEP3 オピオイド
- 「張り感」「張りによる痛み」に有効な場合がある。痛みで使用する使用量の30〜50%で開始して，効果があり，眠気がないことを確認して30%ずつ慎重に漸増する。

治療目標とコンサルテーション

- 3〜7日で評価する。腹部膨満の消失を治療目標にできない場合，非薬物療法を含めた腹部膨満感の対応に患者が満足していることを目標とする。
- 症状が緩和されない，利尿薬・ドレナージのいずれを優先するか判断できない，オピオイドが適切か判断できないときはコンサルテーションする。

ケアのポイント

- 腹部膨満の状況の確認：「簡便な症状評価の問診」(p.5)，「生活のしやすさに関する質問票」(p.6) を使うなどして，「お腹の張り」の状況を確認する。
- 腹部膨満についての説明：腹部膨満の原因，対処方法，緩和目標について患者・家族・主治医・看護師・その他のスタッフで共有する。
- 姿勢の工夫：腹部が緊張しない姿勢を選ぶ。上半身を高くし，膝の下に枕を入れる。このときベッドの高さは，患者が腹部の緊張が和らぎ，楽になると感じる高さにする。または，体を横に向け，枕などを抱く。
  ※同じ向きしか保持できない場合は，褥瘡に注意する。可能な場合は体圧分散マットレスの使用を考慮する。
- 衣類の工夫：ゆったりとした衣類を着て，腹部を締め付けないようにする。
- 便秘対策：腹部膨満があると常に残便感があったり，便意がはっきりしなかったりすることがある。排便管理をしっかり行い，失禁がないように，または，失禁があってもすぐに対応する。

　　　　　　　　　　　　　　　　　　　　　　　　HP「便が出にくいとき」

- 食事の工夫：少量ずつ1日5〜6回に分けて食べる。腸管内で発酵しやすい炭酸飲料や食品（豆，牛乳，さつまいもなど）はガスが発生しやすいので控える。　HP「食欲がないとき」
- 温罨法（ホットパック）：腹部を温めることで，リラックスする。また，背部温罨法は排便を促すことになる。
- マッサージ：腹部を軽くさするように行う。ただし，お腹が張ってつらいときは，さすることでかえってつらくなる場合もあるので，患者の好みに合わせて行う。また，腰が痛くなることも多いので，腰のマッサージも適宜行う。
- リラックス・気分転換：腹部膨満があると，そのことに意識が集中し，余計に苦痛を増強させることがあるので，他に集中できること，リラックスにつながることなどを話し合う。
- スキンケア：お腹が張って皮膚が弱くなっている場合があるので，皮膚を清潔にして傷つかないようにする。クリームやワセリン，ヒルドイドローションなどで保湿を行う。
- 環境調整：腹部膨満により，ベッドから起き上がりにくくなったり，姿勢のバランスを崩して転んだりすることがあるため，履物は脱げにくいものにする。
  ※利尿薬を使っている場合は排尿間隔が短くなるので，トイレに通うことが大変であれば，ベッド位置を調整したり，必要に応じてポータブルトイレなどを準備したりする。

パンフの使い方

- パンフ「**お腹がふくれる，張るとき**」 HP を使って，以下のポイントを説明する。
- □ 腹部膨満による生活への影響について話し合う。
- □ 腹部膨満について，原因・診察・検査・治療について個々の患者に該当する項目にチェックをする，もしくは書き込みをして，原因が「腹水」「腸閉塞」「腫瘍」のいずれであるかによって，対応が異なることを説明する。
- □ 腹部膨満の治療の目標として数日での可能な目標にチェックをする。
- □ 腹部膨満を増強させる要因を説明し，患者がどのようなときに増強すると感じているか，☐☐☐☐に該当するものにチェックや書き込みを行い，話し合う。家族や患者自身でも取り入れることができる腹部膨満緩和のためのケアや工夫について話し合う。
- □ 腹部症状の伝え方について，説明する（記入できれば「**生活のしやすさに関する質問票**」を用いる）。
- □ 腹部膨満について漠然と不安を抱えていることがあるので，「こんな心配はありませんか？」と話し始め，腹部膨満の管理について患者・家族の思いを聞き，対処方法について話し合う。
- □ 緊急の連絡先を確認し，どのようなことが起こったときにどこに連絡するのかを伝える。

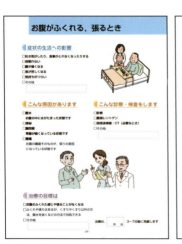
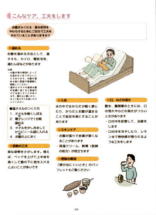

便秘のFAQ

FAQ 1　麻痺による膀胱直腸障害があり，排便のマネジメントが難しい

▶まず考えること

- 排便反射が減弱・消失しているため，下剤のみでは少量・頻回の便となるので，下剤と処置（浣腸や坐剤）を組み合わせて定期的に排便を促す。

▶▶次に考えること

- 腹部X線で腸管内ガスを確認し，ガスが多い場合には，1）ガスコン，大建中湯，2）蠕動亢進薬（パントール，マグコロールP），3）整腸剤（腸管内の細菌叢を整える），4）定期的に経肛門的に腸管内ガス排出（ガス抜き）を行う。

FAQ 2　直腸内に硬便が充満していて排便が困難

- 下剤の内服よりも摘便を優先する。
- 便が著しく硬く，用手的にも排出困難な場合は，オリーブオイルを50〜100mL程度直腸内に注入し放置しておくと，便が軟らかくなり摘便がしやすくなる。
- 処置後，便が再び硬くならないように浸透圧性下剤を投与する。

FAQ 3　大腸刺激性下剤を使用すると腹痛を訴える

▶まず考える

- 大腸刺激性下剤を減量する。
- 1日1回投与の場合は，2〜3回に分けて投与する。
- ラキソベロンを用いて3〜5滴ずつ微調節する。

▶▶次に考えること

- 大腸刺激性下剤を使用せずに浸透圧性下剤を使用する（ラクツロース40mL/日，アミティーザなど）。
- 便秘がオピオイドによる場合，経口μ受容体拮抗薬を使用する。

腹部膨満感の FAQ

FAQ 1　腹水穿刺の処置の苦痛が強い

▶まず考えること

- 頻回に穿刺が必要な場合，腹腔内にドレナージチューブ（中心静脈カテーテルキットなど）を留置することを提案する。頻回の穿刺が減り，姿勢保持がしやすくなる。

▶▶次に考えること

- 利尿薬や鎮痛薬，ケアにより穿刺頻度を減らせないか検討する。

FAQ 2　腹水ドレナージにより，腎障害・電解質異常・循環動態が悪化したが，「腹水を抜いてほしい」と訴えている

▶まず考えること

- ドレナージによりそのつど症状が緩和しているかを患者に確認する。

  緩和していない → ドレナージ以外の手段（利尿薬，鎮痛薬，ケア）を行う。
  緩和している →
  - ドレナージ以外の手段（鎮痛薬，ケア）を併用する。
  - シャント術や腹水濾過濃縮再静注（CART）の適応を検討する。
  - 症状緩和が確認できる最小量（500〜1000mL）のドレナージを継続する。
  - 輸液（500〜1000mL）を行いながらドレナージを行い，腎障害・電解質異常・循環動態が改善するか評価する。

- ドレナージを繰り返した場合のメリットとデメリットを患者と相談し，何を優先するかを決める。

	メリット	デメリット
抜く	腹水による症状を確実に改善する	効果は一時的である 穿刺に伴う不快感や疼痛，倦怠感，低血圧，電解質異常，腎障害がある
抜かない	処置・合併症がない	症状を緩和しようとすると，うとうとしてしのぐ方針になることが多い

▶▶次に考えること

- 以下のいずれかの方針を明確にする。
  1) 合併症は了解のうえで，苦痛緩和を優先してドレナージを行う。
  2) ドレナージを行わずに，鎮痛薬の増量とケアにより「張り感」を最大限和らげ，ケアで心地よい時間をつくれるようにする。

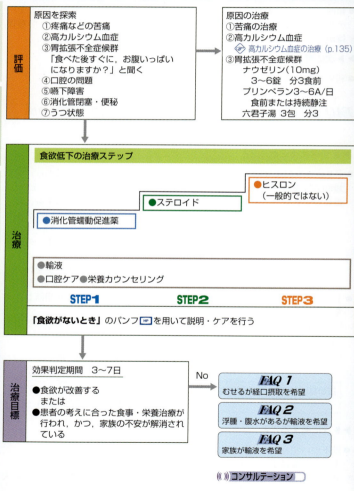

評価のポイント

- 治療可能な食欲低下の原因を探索する：①疼痛，悪心・嘔吐などの苦痛（それぞれの治療），②高カルシウム血症 (p.135)，③肝腫大・腹水による胃拡張不全症候群，④口腔の問題 (p.140)，⑤嚥下障害，⑥消化器閉塞・便秘，⑦抑うつ状態 (p.100)。
- 胃拡張不全症候群：肝腫大・腹水などにより胃が圧迫されて生じる症状で，「食欲はあるが少し食べるとお腹がいっぱいになってしまう」と訴える。

治療のポイント

- 食事は患者によって重大な意味があり，身体的・精神的苦痛を生じるため，包括的な支援が重要である。
- **薬物療法**

処方例

STEP 1 消化管運動促進薬	ナウゼリン(10mg) 3錠 食前 or プリンペラン(10mg/A) 静注1A×3 毎食前 　　　　　　　　　　　　　持続静注・皮下注　3〜6A/日
STEP 2 ステロイド	リンデロン　ステロイドの使い方 (p.134) ①漸減法 　4〜6mg/日を3〜5日間投与し，効果がある場合は，効果のある最小量に漸減（0.5〜4mg/日）。効果がない場合は中止する ②漸増法 　0.5mg/日から開始し，0.5mgずつ4mg/日まで増量
STEP 3 ヒスロン	ヒスロンH　400〜600mg/日 保険適応がなく，致命的な血栓症を生じるリスクがある（一般的ではない）

STEP 1は**STEP 2**，**STEP 3**と併用してよい。六君子湯を用いてもよい。

- **終末期における輸液**
  - 要点
    - 進行したがん性悪液質は積極的な非経口的栄養治療の適応ではない。消化管閉塞で歩行でき，予後が1〜2カ月以上見込める患者では，積極的な高カロリー輸液の適応がある。
    - 1000mL/日以上の輸液は，腹水，胸水，浮腫を悪化させうる。
    - 予後が数週間の患者の口渇の緩和に輸液は無効であり，口腔ケアを行う。

治療目標とコンサルテーション

- 食欲を改善することを目標とするが，病状が進行すると食欲の回復は目標にならない。患者・家族の満足のいく食事・栄養治療を目標とする。
- 症状が改善しないとき，ヒスロンを検討するとき，ステロイドを開始する時期として適切か判断できないときはコンサルテーションする。

ケアのポイント

- ○食欲の低下の状況の確認：「生活のしやすさに関する質問票」(p.6) などを使って，「食欲不振」の状況を確認する。
- ○食欲の低下についての説明：食欲の低下の原因，対処方法，緩和目標について，患者・家族・主治医・看護師・その他のスタッフで共有する。食欲の低下の原因に合わせて，食事を摂ることを強要しない，食事が摂れなくても，体調の管理が可能であること，食事量だけが健康の指標ではないことなどを話し合う。
- ○食事の工夫：患者の好みに合わせた食事内容の検討（個別対応食，デザートの工夫），盛りつけや食事回数，食事時間の検討，食器への配慮（小茶碗，プラスチックや ABS 樹脂製よりも陶器製を選択，食器の色），食材ごとのバランスを配慮，食事を制限しない（栄養価や量にこだわらない），温かいものは温かく，冷たいものは冷たくする。
- ○味覚異常：味覚の変化は，薬物療法，放射線治療，口腔内の問題に関連している。化学療法を受けているがん患者には頻繁に，味覚の変化，特に苦味の感覚の変化が生じやすい。原因は口腔内乾燥による味蕾の感受性低下や亜鉛欠乏によることがある。対策として口腔内保清，食事の工夫，亜鉛の投与などを行う。

> **味覚異常の場合**：1回の食事量を減らし，間食を摂る。空腹時に食事を摂る。気分や体調の良いときに食事を摂る。好きな料理を試す。金属味や苦味があるときは，砂糖を含まないレモン汁，ガム，ミントを使う。料理の味付けに工夫を加えるなど。

- ○便秘対策：食欲の低下が便秘による場合は，積極的に排便管理を行う。もともと患者が生活習慣に取り入れている便秘対策を生かしながら，薬剤によるマネジメントの必要性も伝えていく。
- ○口腔ケア，抑うつ，不安，痛み，悪心・嘔吐による症状の対策については，各該当頁参照。

パンフの使い方

- パンフ「**食欲がないとき**」 HP を使って，以下のポイントを説明する。
- 食欲がないことによる生活への影響について話し合う。
- 食欲の低下について，原因・診察・検査・治療について個々の患者に該当する項目にチェックをする，もしくは　　　　に書き込みをして，説明していく。個々の患者に選択されている薬剤や用法を書き込み，説明する。
- 食欲の低下の治療の目標として数日での可能な目標にチェックする。
- 食欲の低下を増強させる要因について話し合う。口腔内のトラブルがないかについても確認する。
- 家族や患者自身でも取り入れることができる食欲の低下のときのケアや工夫について話し合う。
- 食欲の伝え方について，説明する（記入できれば「**生活のしやすさに関する質問票**」を用いる）。
- 食欲の低下について漠然と不安を抱えていることがあるので，「このような心配はありませんか？」と話し始め，食欲の低下への対応について患者・家族の思いを聞き，話し合う。
- 緊急の連絡先を確認し，どのようなことが起こったときに，どこに連絡するのかを伝える。

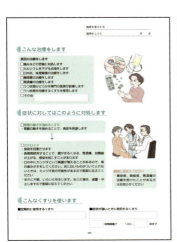
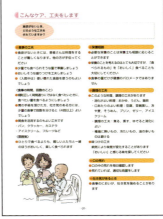

4. 倦怠感

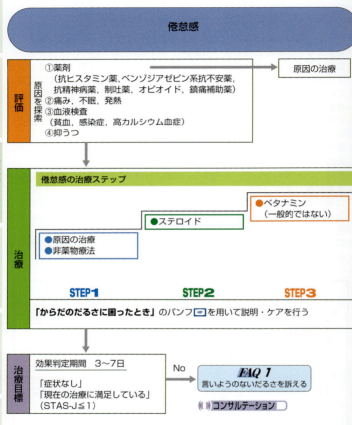

評価のポイント

- 治療可能な倦怠感の原因を探索し，治療する。
  - 眠気を生じる薬剤で減量・中止できるものがあれば中止する。日中に投与されているベンゾジアゼピン系抗不安薬，オピオイドの開始から継続されている制吐薬は中止できることが多い。
  - 抑うつのスクリーニングを行う。　気持ちのつらさ（p.100）

治療のポイント

STEP1
- 原因の治療
  - 痛み，不眠，貧血，感染症，高カルシウム血症の治療を行う。
- 非薬物療法
  - 倦怠感に対する有効な薬物療法は限られているので，エネルギー温存療法などの非薬物療法が重要である。

STEP2　ステロイド　　ステロイドの使い方（p.134）
- 予後予測が3ヵ月未満の場合，ステロイドを投与する。
- 患者のしたいことをあらかじめ決めてその日にあわせて投与する。
- 効果は長期間持続しない。

---
①漸減法
リンデロン4（～6）mg/日を3日間投与し，効果ある場合は，効果のある最少量に漸減（0.5～4mg/日）。効果のない場合は中止する
②漸増法
0.5mg/日から開始し，0.5mg ずつ4mg/日まで増量

STEP3　ベタナミン
- ベタナミンが有効な場合がある（一般的ではない）。
- 覚醒作用があるため，10～20mgを1日1回午前中に投与する。肝障害を生じることがある。不眠・依存性に注意。

治療目標とコンサルテーション

- まず倦怠感が改善することを目標に治療を行うが，病状の進行に伴い倦怠感をなくすことは難しくなることが多い。その場合，「倦怠感があっても生活できること」を目標とする。
- 症状が改善しない，ステロイドが適切か判断できないときはコンサルテーションする。

ケアのポイント

- ○**倦怠感の状況の確認**:「生活のしやすさに関する質問票」(p.6) などを使って、「だるさ(疲れ)」の状況を確認する。また、倦怠感は、気持ちのつらさ(抑うつの症状)として表現されることもあるので、質問票の裏の「こころの状態」についても確認していく。
- ○**倦怠感についての説明**:倦怠感の原因、対処方法、緩和目標について、患者・家族・主治医・看護師・その他のスタッフで共有する。
- ○**リラックス・気分転換**:倦怠感があると、そのことに意識が集中し、余計に倦怠感を増強させることがあるので、他に集中できること、リラックスにつながることなどを話し合う。
- ○**環境調整**:患者のエネルギーの消耗が最小になるような環境づくりを行う。

エネルギー温存療法
- ○1日の生活の中で患者のエネルギーを配分する
- ○生活動作、仕事、作業などに優先順位をつける
- ○1日の中で少しずつ何回かに分けて、安静時間、休息をとる
- ○生活の中で必要なものが手に届きやすいように配置する
- ○清潔ケアを自分で行えたとしても、体力温存のために援助を受ける
- ○生活の工夫:生活の中の運動や休息のバランスをとる。適度な運動は気分転換になったり、良質な睡眠につながる

- ○**睡眠誘導**: HP 「ぐっすり眠れないとき」
- ○**家族ケア**:倦怠感のある患者をケアする家族の思いを傾聴し、患者の援助を家族と一緒に考える。
- ○**抑うつに対するケア**:気持ちのつらさ (p.100)

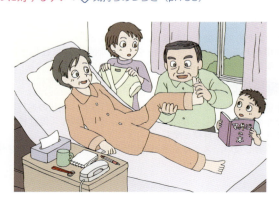

パンフの使い方

● パンフ「からだのだるさに困ったとき」HP を使って，以下のポイントを説明する。

□ 倦怠感が生活に与える影響について話し合う。
□ 倦怠感について，原因・診察・検査・治療について個々の患者に該当する項目をチェックをする，もしくは _____ に書き込みをして，説明していく。治療方法について，患者に選択されているものにチェックをつけ，説明する。
□ 倦怠感の治療の目標として数日での可能な目標にチェックをする。
□ 倦怠感を増強させる要因を説明し，患者がどのようなときに増強すると感じているか，_____ に該当するものにチェックや書き込みを行い，話し合う。
□ 家族や患者自身でも取り入れることができる倦怠感を緩和するケアや工夫について話し合う。
□ 家族が協力できそうなことを話し合い，チェックをつける，または _____ に書き込む。
□ 倦怠感の伝え方について，説明する（記入できれば「**生活のしやすさに関する質問票**」を用いる）。
□ 倦怠感について漠然と不安を抱えていることがあるので，「こんな心配はありませんか？」と話し始め，倦怠感への対応について患者・家族の思いを聞き，話し合う。
□ 緊急の連絡先を確認し，どのようなことが起こったときに，どこに連絡するのかを伝える。

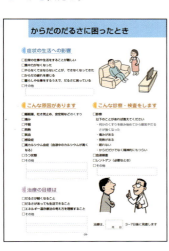
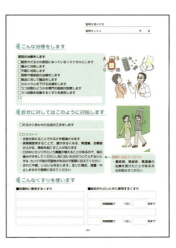

食欲の低下のFAQ

FAQ 1　むせるが,経口摂取を希望する

- 患者にとっての「食べること」の意味を知る。多くの患者にとって食べることは単に栄養を摂取するだけでなく,「生きる希望」を意味する。
- 嚥下障害の病態・可能な治療について,専門家(言語聴覚士・リハビリテーション医など)に相談する。
- 誤嚥性肺炎や窒息の可能性を評価し,患者・家族と相談する。
- 食形態の工夫について栄養士に相談する(とろみをつける,粥のかたさやパン粥,ペーストやテリーヌ,たたき・すり身,温泉たまご,ゼリーなど)。
- 嚥下ポジションを指導し,1口ずつしっかり飲み込んだことを確認する。

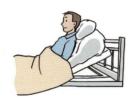

嚥下ポジション
(ベッドアップ30度で,頭部を前屈する)

FAQ 2　浮腫・腹水の症状があるが,輸液を希望する

- 患者にとっての輸液の意味を知る。
- 輸液の利益・不利益を説明したうえで患者が希望すれば,少量の輸液を開始し,効果を一緒に評価する。
- 輸液以外に食欲不振を和らげられる治療とケアを最大限行う。

─＜コミュニケーション例＞─

「……なるほど,このままだと体力が,ただ落ちてしまうとお考えなのですね。それはとても心配ですよね。(輸液治療をする・しないということだけではなく,背景にある患者の不安,多くは「このまま体力が落ちていくことへの不安」に焦点をあてて共感する)。まず,体力を今以上に落とさないような方法について十分に相談してみましょう。輸液治療についても,まず,少なめの量から始めてみて効果と様子を見ていきましょう。場合によっては,点滴が入るとお体に負担になって(胸やお腹の水が増えて)つらくなることもありますので,注意深くみて,調節していきましょう」

FAQ 3　患者は希望しないが，家族が輸液を希望する

- 家族にとっての「食べること」の意味を知る。多くの家族にとって患者が食べることは単に栄養を摂取するだけでなく，「生きる希望」を意味する。
- 家族が病状についてどう認識しているかを知り，情報の不足があれば説明する。
- 家族の後悔や自責感（「一緒にいたのに早く見つけてあげられなかった」「何もしてあげられなかった」）に気づき，感情の表出を促す。
- 家族が「してあげられた」「患者の役に立った」と思える，かつ，患者も希望することを探す（患者の嗜好に合う「思い出のメニュー」を手作りして一緒に食べる，食事以外の患者・家族が共有できる楽しみを探す）。

―＜コミュニケーション例＞――――――――――――――――――――

（こんなに食べられなくなってしまって，という家族の気持ちの表出に対して）「そうですね，ここ数日しんどくなっていらっしゃるようですね。そばで見ていらっしゃるご家族もつらいですよね。できる限りのことをして差し上げたいですね。私たちもできる限りのことを○○さんにして差し上げたいと思います。ご家族の皆さんにも声をかけていただいたり，マッサージをしたりして差し上げると○○さんも安心されると思いますが，私たちと一緒にしてみませんか？　他に○○さんが喜ばれることにはどんなことがありそうか教えていただけませんか？」

倦怠感のFAQ

FAQ 1　死が近い患者が「言いようがなく身のおきどころのないだるさ」を訴える

- せん妄か判断し，せん妄の対処を行う。　⇔ せん妄（p.88）
- ステロイドはせん妄を誘発する可能性がある。この時期の倦怠感に対する薬物療法（ステロイド）の積極的な適応はない。ケアにより心地よい時間をもてるようにする。
- 夜間の睡眠を確保する。

5. せん妄

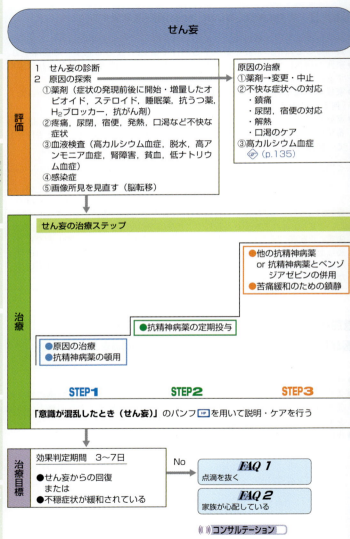

評価のポイント

- せん妄は，死亡までに 70 ～ 90％のがん患者に生じる，見落しが多い病態である．
- 患者の「ぼうっとします」「集中できません」，家族の「最近言っていることがおかしい」「忘れっぽくなっています」「昼にうとうとするけど夜眠れていない」という言葉が，せん妄に気づくきっかけになる．
- 意識障害，認知機能の障害，日内変動，身体要因があることにより，せん妄の診断をする．

せん妄の診断基準

①周囲の状態や自分の状況をよくわかっていない（意識障害）
②時間や場所を間違える，人や虫が見える，ありもしないことを話す（認知機能の障害：見当識障害・幻覚・妄想）
③1日の中でも症状のむらがある，夜間に悪化する（日内変動）
④原因となる身体要因がある

- 身体的要因を探索し，治療可能な要因を治療する．特に，薬剤（オピオイド，ステロイド，睡眠薬），高カルシウム血症，脱水，感染症．オピオイドが原因と考えられるときはオピオイドスイッチングを行う．

　　　　　　　　　　　　　　　　　　　　　オピオイドスイッチング（p.126）

- 身体的苦痛として，疼痛，尿閉，宿便，発熱，口渇を必ず確認し，不快に対処する．
- 原因によって，治療目標は1）回復を目標とする場合と，2）せん妄症状による苦痛の緩和を目標とする場合とがある．

表Ⅲ-5-1　原因によるせん妄の治療目標

原因の治療が可能か	可　能	不可能（困難）
治療目標	せん妄からの回復	せん妄症状による苦痛の緩和
例	・臓器障害のない患者のオピオイドによるせん妄 ・初発の高カルシウム血症によるせん妄	・肝転移による肝不全のせん妄 ・肺転移による低酸素のせん妄
薬物療法	抗精神病薬を用いる．ベンゾジアゼピンはせん妄を悪化させる可能性があるため，睡眠が確保できないときに限って使用する	睡眠の確保のため，鎮静作用のある抗精神病薬や，抗精神病薬とベンゾジアゼピンの併用を積極的に行う
ケア	・見当識の回復の支援 ・生活リズムの補正	・不穏症状の緩和と睡眠の確保 ・家族のケア

治療のポイント　　👉 処方例（p.91）

- 治療目標に応じて，薬物療法，ケアの方針をチームで共有する。
- 家族のケアが重要である。

＜コミュニケーション例＞

家族への説明
- 「患者さんのお話のつじつまが合わなくなっているのは，普段肝臓できれいになっている老廃物が病気のせいで体にたまって，頭の中が半分眠っている状態になっているからです。よく皆さん思われるのですが，モルヒネや痛み，患者さんの心が弱いせいで起きたのではありません。体の状態を反映した変化です」（肝不全のせん妄の場合）
- 「この変化は原因を治すことができればもとに戻りますから，数日後にもとの状態に戻っていることを目標にします」（回復可能な場合）
- 「原因を治せればもとに戻るのですが，現在の病状からは残念ですが難しいと考えていますので，患者さんが休めない，つらい体験をされるのをお薬で和らげる治療を行いたいと思います」（回復が困難な場合）

STEP1　抗精神病薬の頓用
- 原因治療を行いながら，抗精神病薬を不穏時に頓用で使用する。

STEP2　抗精神病薬の定期投与
- 抗精神病薬を夕方から眠前に定期的に投与し，投薬量の調整を行う。パーキンソン症候群，アカシジア，悪性症候群を生じる可能性がある。

STEP3　抗精神病薬の変更，抗精神病薬とベンゾジアゼピンの併用
- 鎮静作用のある抗精神病薬に変更するか，あるいは，夜間不眠がある場合はSTEP 2の抗精神病薬にベンゾジアゼピン系睡眠薬を併用する。
- ベンゾジアゼピン系睡眠薬としては，超短時間型（ドルミカムなど）は耐性や離脱症状を生じやすい。呼吸抑制に注意する。注射薬が使用できない場合，セニラン坐薬，ダイアップ坐薬，ワコビタール坐薬を使用する。
- 死亡直前期の肝不全，低酸素血症など臓器不全によるせん妄では苦痛緩和のための鎮静を検討する。

👉 治療抵抗性の苦痛（p.106）

治療目標とコンサルテーション

- せん妄の回復を目的とするか，原因治療が困難でせん妄症状の緩和を目的とするかを患者・家族と相談し，医療チームで共有する。
- 原因が特定されない，せん妄が緩和されない，治療目標を設定できない，抗精神病薬による副作用を生じたときはコンサルテーションする。

処方例 せん妄の薬物療法

	定期	不穏時
STEP 1	なし	**経口** リスパダール液(0.5mg) 1包 　or セレネース(0.75mg) 1錠 　or セロクエル(25mg) 1錠 　or ジプレキサ(2.5mg) 1錠 **注射** セレネース(5mg/A)0.5A 皮下注・点滴 眠前 1時間あけて3回まで
STEP 2 ～ **STEP 3**	**経口** リスパダール液(0.5mg) 1包　夕 or 眠前で開始。1～3日ごとに1→2→3mg 眠前まで増量 or セレネース(0.75mg) 1錠　夕 or 眠前で開始。1～3日ごとに1.5→3mg 眠前まで増量 or セロクエル(25mg)夕 or 眠前で開始。1～3日ごとに 50→75→100mg まで増量 or ジプレキサ(2.5mg)夕 or 眠前で開始。1～3日ごとに5→7.5→10mg まで増量 **注射** セレネース(5mg/A) 0.5A 皮下注・点滴眠前で開始。1～3日ごとに 1→2A まで増量 or コントミン(25mg/A) 0.2A(5mg) 点滴　眠前で開始。1～3日ごとに 10mg まで増量	**注射** 1回分追加 呼吸数≧10回/分なら1時間あけて3回まで **経口** 1回分を追加 呼吸数≧10回/分なら1時間あけて3回まで
STEP 3	**注射** セレネース(5mg/A) 1A or コントミン(25mg/A) 0.2A(5mg) 　＋ロヒプノール(2mg/A) 0.25A 点滴 眠前 **坐薬** セニラン坐薬(3mg) 1個 　or ダイアップ坐薬(6mg) 1個 　or ワコビタール坐薬(100mg) 1個	**注射** 1回分追加 呼吸数≧10回/分なら1時間あけて3回まで **坐薬** 1回分を追加 呼吸数≧10回/分なら1時間あけて3回まで

◈ 治療抵抗性の苦痛（p.106）

点滴：生食100mLで点滴。
リスパダール液は舌下投与しても口腔粘膜から吸収されないが、口腔内や舌下に投与することで、一部嚥下され、効果がみられる場合がある。他に投与方法がない場合に利用する。ジプレキサ、セロクエルは、高血糖を生じうる。コントミンは、血圧低下を生じやすいため、他に方法がない場合に選択する。

ケアのポイント

- **せん妄の状況の確認**：状況を確認する。

以下，回復可能なせん妄についてのケアのポイントを述べる。
回復が見込めないせん妄については 死が近づいたときのケア（p.114）を参照。

- **せん妄についての説明**：せん妄の原因，対応方法，緩和目標について患者・家族・主治医・看護師・その他のスタッフで共有する。
- **睡眠誘導**：睡眠の確保，睡眠パターンの正常化。
- **時間感覚の回復**：時間の感覚を大事にする。時間の意識化。時計やカレンダーを見えるところに置く。テレビ・ラジオをつける。食事，入浴，散歩，睡眠など規則正しい生活。おはようございます，おやすみなさい，などの時間を含むコミニケーションを意識的に行う。記念日（誕生日，結婚記念日）などの行事を大切にする。
- **環境調整**：安心できる環境づくり。思い出の品物，大事にしているものをそばに置く，患者さんにとって安心・信頼できる人がそばにいる。昼と夜の区別がつくように室内の明るさを調節する。強い（不快）刺激となるような騒音や明るさは避ける。
- **コミュニケーションの工夫**：話ははっきり，ゆっくり，わかりやすく。プライドを傷つけない。話を否定したり間違いを強く指摘しない。説得しない。メガネ，補聴器，入れ歯を使用する。
- **さまざまな症状の緩和**：痛み，吐き気，便秘，呼吸苦などのつらい症状は取りのぞく。衣服がきゅうくつ，寝具，部屋の温度など不快な状況の改善。
- **安全，事故（転倒・転落，熱傷，切傷など）への配慮**：患者の負担を評価しながら，優先順位を決定する。点滴・ルートが視野に入らないようにする。点滴ルートを袖やズボンの中に通す，点滴を見えない位置に置く。点滴を行う時間の検討。ルート・ドレーンは最小限にする。障害物，危険物（ハサミ・ナイフなど）の除去。体位変換などを計画し，褥瘡などの二次障害を予防する。
- **口腔ケア**：毎日口腔内を観察して，口内炎，口腔内汚染の有無を確認し，さらに口渇への対処を行う。 口腔ケア（p.140）
- **家族ケア**：患者の病状説明を行い，家族の患者への対応方法を指導し，家族ができることを一緒に探す。家族のつらさを理解し，声をかけ，労う。家族が実行できる患者へのケアなどを一緒に探す。

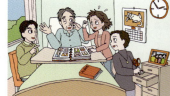

パンフの使い方

- パンフ「意識が混乱したとき(せん妄)」HP を使って,以下のポイントを説明する。原因の治療が不可能な(回復が目的とできない)せん妄の場合,パンフ「これからの過ごし方について」の「つじつまがあわず,いつもと違う行動をとるとき」を用いる。
- □「せん妄」について,どのような症状や患者の変化があるのか,どのような体験をされているのかを話し合う。50~70%は回復することを伝える。また,パンフにあるようなトラブルはすべての患者に起こるわけではないことを伝える。
- □ 現在の患者の様子について確認し,チェックしたり,☐☐☐☐に書き込んだりする。
- □ せん妄の治療の目標として,数日での可能な目標にチェックをする。
- □ せん妄について,原因・診察・検査・治療について個々の患者に該当する項目にチェックをする,もしくは☐☐☐☐に書き込みをして,説明していく。治療方法について,患者に選択されている薬剤や用法を書き込み,説明する。
- □ 家族や患者自身でも取り入れることができる,せん妄対策のためのケアや工夫について話し合う。
- □ 家族が協力できそうなことを話し合い,チェックしたり,☐☐☐☐に書き込んだりする。
- □ せん妄に関する症状の伝え方について説明する。
- □ せん妄について漠然と不安を抱えていることもあるので,「こんな心配はありませんか?」と話し始め,患者・家族の思いを聞き,対処方法について話し合う。
- □ 緊急の連絡先を確認し,どのようなことが起こったときにどこに連絡するのかを伝える。

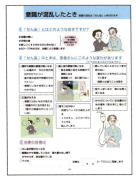
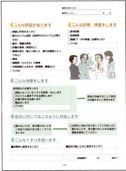

6. 不眠

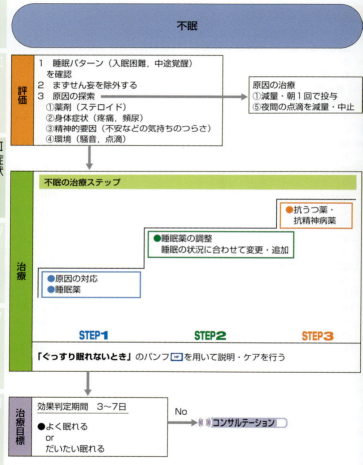

評価のポイント

- 入眠障害か中途覚醒かを「寝つけないですか?」「それとも途中で起きてしまいますか?」と質問して確認する。
- せん妄による不眠に睡眠薬を投与すると悪化させる。せん妄を疑ったら専門家に相談,または抗精神病薬を投与する。　せん妄(p.88)
- 不眠の原因を探索する。特に,薬剤,痛みなどの苦痛,環境に注意する。

治療のポイント　　処方例(p.96)

STEP1
- 原因の対応
  - 夜間の痛みの対応をする。

  - オピオイドの投与間隔があいている場合,等間隔で投与する(毎食後→8時間ごと)
  - 眠前のオピオイドの投与量を1.5〜2倍にする
  - 夜間にレスキューをすぐ使えるようにする
  - 鎮静作用のある鎮痛補助薬(リリカ,リボトリール)を併用しているときは,投与時刻を眠前に変更する
  - 半減期が短いNSAIDsの毎食後投与の場合,半減期の長いNSAIDsに変更する

  - 頻尿は,①眠前に排尿,②夜間の点滴を中止し日中に,③頻尿改善薬,④夜間尿道カテーテル留置を検討する。

- 睡眠薬
  - 入眠障害には超短時間型睡眠薬,中途覚醒には短時間型睡眠薬を用いる。
  - 内服できないときはアタラックスP/ロヒプノールの点滴,セニラン/ダイアップの坐薬を用いる。ふらつき,転倒,せん妄の誘発に注意する。
  - ベルソムラは入眠障害,中途覚醒の両方に有効な場合がある。

STEP2 睡眠薬の調整
- STEP1で,超短時間型睡眠薬が投与されている場合,1)入眠障害であれば①超短時間型を増量するか,②他の超短時間型に変更する。2)中途覚醒であれば①短時間型に変更するか,②超短時間型に短時間作用型を追加する。
- STEP1で,短時間型が投与されている場合,1)入眠障害であれば①超短時間型に変更する,②他の短時間型に変更する,③短時間型に超短時間型を追加する,2)中途覚醒であれば中間型に変更する。

STEP3 抗うつ薬・抗精神病薬
- 鎮静作用のある抗うつ薬,または抗精神病薬を用いる。

治療目標とコンサルテーション

- 「よく眠れる or だいたい眠れる」を目標とする。
- 不眠とせん妄の区別ができない,2種類以上の睡眠薬を用いても不眠が解消しない,抑うつ・せん妄を疑うときはコンサルテーションする。

表Ⅲ-6-1　睡眠薬一覧

	薬剤名	半減期（時間）	備考
超短時間型	マイスリー ルネスタ	2.3 5.1	
短時間型	レンドルミン ロラメット リスミー デパス	7 10 11 6.3	口腔内崩壊錠あり
中間型	ロヒプノール ユーロジン ベンザリン	7〜24 24 27	
長時間作用型	ドラール	36	食物と一緒に同時服用しない（血中濃度が上昇するため）
メラトニン受容体作動系	ロゼレム	2	効果は弱い。高齢者，睡眠相のずれの是正
オレキシン受容体拮抗系	ベルソムラ	10	中途および早期覚醒

処方例

内服できる場合*

	STEP 1	STEP 2	
		2回目の評価	定期
入眠障害	マイスリー（5mg）1錠 不眠時　0.5錠追加	入眠障害	マイスリーを増量（10mg） or ルネスタに変更
		中途覚醒	レンドルミンに変更 or マイスリーにレンドルミンを追加
中途覚醒	レンドルミン （0.25mg）1錠 不眠時 0.5錠追加	入眠障害	マイスリーに変更 or レンドルミンにマイスリーを追加
		中途覚醒	ロヒプノールに変更 or ベルソムラに変更

内服できない場合

坐薬		静注・皮下注
セニラン坐薬（3mg） ダイアップ坐薬（4mg） ワコビタール坐薬（50mg）	1個 最大3個/日	①アタラックスP（25mg/A） 　1〜2A点滴・筋注 ②ロヒプノール（2mg/A）0.25〜0.5A 　or ドルミカム（10mg/A）0.25〜0.5A 　最大量1Aまで生食100mLに溶解して点滴

*煩雑さを避けるために，超短時間型としてマイスリー，短時間型としてレンドルミン，中間型としてロヒプノールを記載した。同じ種類の薬剤であればどれを使用しても同等の効果がある。

ケアのポイント

- ○ 不眠の状況の確認：**「生活のしやすさに関する質問票」**(p.6) を使って，「睡眠」について3段階で状況を確認する。
- ○ 不眠についての説明：不眠の原因，対処方法，緩和目標について，患者・家族・主治医・看護師・その他のスタッフで共有する。夜間の睡眠が必要なことや，睡眠薬は安全に使用できることなども説明する。
- ○ さまざまな症状の緩和：さまざまな症状が原因となり，睡眠の妨げになっていることが少なくない。それぞれの症状緩和を適切に進めていく。
- ○ 生活の工夫：不眠の要因となる生活習慣について話し合い，可能であれば是正するように指導する（寝酒，夕食後のカフェイン〈お茶・コーヒー・チョコレート・健康飲料〉摂取，遅い時間の食事，睡眠前の水分摂取，15時以降の長い昼寝，就寝前の熱い風呂）。日中の過ごし方の工夫（起床時に日光を取り入れる，散歩などの気分転換をするなど）を行う。
- ○ 環境調整：眠りやすい環境（適切な温度，明るさ，寝具，寝衣，遮音），リラクセーション（深呼吸法，漸進的筋弛緩法，軽いストレッチ，アロマテラピー，音楽）など，患者の意向に合わせて取り入れる。
- ○ リラックス・気分転換：不眠があると，そのことに意識が集中し，さらに不眠を増強させることがあるので，他に集中できること，リラックスにつながることなどを話し合う。「自力で眠らなければならない」という思い込みがあれば，薬剤の使用の有効性を説明する。

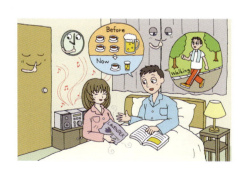

パンフの使い方

- パンフ「ぐっすり眠れないとき」 HP を使って，以下のポイントを説明する。不眠の緩和には家族の理解や協力が不可欠であるため，家族も同席していることが望ましい。

□ 不眠が生活に与えている影響について話し合う。
□ 不眠について，原因・診察・検査・治療について個々の患者に該当する目にチェックをする，もしくは書き込みをして，説明していく。治療方法ついて，パンフの 　　　　　　 に，患者に選択されている薬剤や用法を書き込み，説明する。
□ 不眠の治療の目標として，数日で達成可能な目標にチェックをする。
□ 家族や患者自身でも取り入れることができる不眠の緩和のためのケアや夫について話し合う（生活の工夫／環境調整）。
□ 家族が協力できそうなことを話し合い，チェックや 　　　　　　 に書き込む。
□ 不眠に関する症状の伝え方について説明する。
□ 緊急の連絡先を確認し，どのようなことが起こったときに連絡するのか伝える。

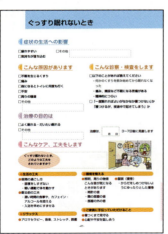

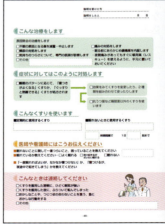

せん妄・不眠のFAQ

FAQ 1　せん妄のため，点滴を抜いてしまう

- せん妄に対する治療を十分に行う。
- 薬剤の投与時間を工夫する（せん妄が強い時間の前にあらかじめ投与する）。
- 点滴が必要であるかを検討する。
  - 夜間の持続点滴が必要でない場合，日中のみとする。オピオイドの持続静注のためだけに24時間点滴がされている場合，オピオイドは持続皮下注射に変更する。　→ 持続皮下注射（p136）
  - 点滴中に点滴ラインが目に入らない，体に触って不快感にならない工夫をする。
  - 点滴中に看護師や家族が見守り，マッサージや会話など点滴以外のことに気をそらすようにする。

FAQ 2　家族が「モルヒネのせいではないのか」と心配している

- せん妄の原因を探索し，原因を家族に伝える。オピオイドが原因と考えられないときははっきりと伝える。
- **説明する**：せん妄は身体要因による意識障害であること，意識状態により症状にはむらがあるので時間によってはしっかりしていること，つじつまが合わないように聞こえる言葉でも，したいことを伝えている可能性があること，人に対する見当識は維持されやすいので，家族が誰であるかはわかること。

―＜コミュニケーション例＞（低酸素血症によるせん妄の場合）―

「皆さん麻薬のせいではと思われるのですが，今の状態は酸素が足りないために酸素不足で脳機能がうまく働かなくて，ぼうっとしてしまっている状態です。精神病や認知症ではなくて，体が原因で起きている変化です。鎮痛薬を減らすと痛みが出ますから，このまま使用していきましょう。患者さんをみていただくときのコツとして，1日中一定というよりは，時間によってしっかりされていたりむらがあることが多く，つじつまが合わないように聞こえることでも，のどが渇いたとか誰かに会いたいと何かのご希望をおっしゃっていることもあるので，聞いていただけるとご家族ならわかることも多いと思います。また，どうしてもわからないときは，無理に話を修正しようとしてもぼんやりしたなかで言われる感じなので，話を合わせたり，他の目の前の話題に変えたりするほうがいいことが多いです」

7. 気持ちのつらさ

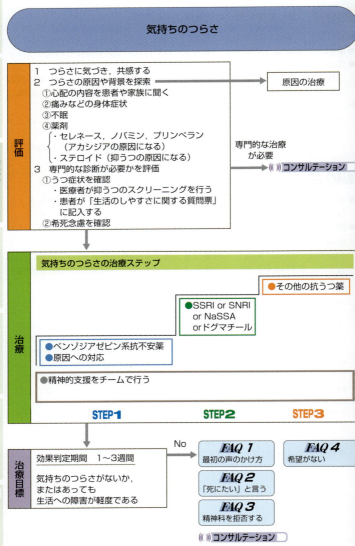

評価のポイント

- 気持ちのつらさには，不安・抑うつ・怒り・自責感・無力感が混在していることが多い。
- 患者が気持ちのつらさを体験していることは見逃されやすい。口数が減る，表情が固い，活気がない，眠れない，原因のはっきりしない身体症状を訴える，などに気づく。
- 相手のペースを尊重しながら，気持ちのつらさの背景を探索する。
  - 「表情がさえない」など，気づいたことを伝え返すことが，患者が心配事を語るきっかけになる。
  - 眠れないなどの症状の背景を探索していく中で，気持ちのつらさの内容がわかる。
  - 家族からの情報も有益である。

> 「○○さんが最近少しふさぎ込んでいるようにお見受けするのですが，何かご心配や気がかりにされていることはありませんか？」「眠れないときなど，考えてしまうことがあるとよく伺うのですが，○○さんはいかがですか？」

- 薬剤の副作用によるアカシジアに注意する。

アカシジア（静座不能症）

ドーパミン受容体拮抗薬による錐体外路系副作用
じっとしていられず，立ったり座ったり，落ち着かない状態になる

- 専門的な治療が必要かを評価する。
  - 抑うつ
    - 医療者がスクリーニングの質問をするか，患者が**「生活のしやすさに関する質問票」**に記入し，いずれかに該当する場合はうつ病が疑われるため，専門家に紹介する。

うつ病が疑われる状態

①「気持ちが落ち込んでいますか？」「物事が楽しめますか？」のいずれかの質問に「はい」

②**「生活のしやすさに関する質問票」**の**「つらさの寒暖計」**≧5点

  - 希死念慮
    - つらさの程度が強い場合，希死念慮を患者や家族・医療者に確認し，否定しない場合はコンサルテーションする。

治療のポイント　　　📝 処方例

STEP1〜3
- 心配の内容に応じた精神的な支援が重要である。

STEP1　ベンゾジアゼピン系抗不安薬
- どの薬剤も同様の効果が期待できる。高齢者や臓器障害を有していることが多いことから、蓄積性を考え、半減期が短いものを使用する。

STEP2　SSRI，SNRI，NaSSA，ドグマチール
- いずれかを投与する。効果が発現するまで最大量を3週間継続する。

STEP3　その他の抗うつ薬
- 三環系・四環系抗うつ薬を用いる。

処方例

		効果の判定・副作用の評価
STEP1	ソラナックス(0.4mg) 　2〜3錠　分2〜3 ワイパックス(0.5mg) 　2〜3錠　分2〜3 デパス(0.5mg) 　2〜3錠　分2〜3	・1週間後に、患者の「楽になった」との評価がなければ STEP2 ・眠気、ふらつき、転倒、倦怠感。強ければ減量
STEP2	サインバルタ(20mg) 　1C　夕から開始 　副作用がなければ 　40mg/日まで増量 or レクサプロ(10mg) 　1錠　夕から開始 　20mg/日まで増量 or ジェイゾロフト(25mg) 　1錠　夕から開始 　副作用がなければ 　50mg/日まで増量	・最大量を投与後3週間後に、患者の「楽になった」との評価がなければ STEP2 の他剤に変更、または STEP3 ・悪心、焦燥、不眠 　悪心は1週間で耐性を生じるので可能な限り継続。焦燥、不眠は生じれば中止
		or リフレックス(15mg) 1錠　夕から開始 　45mg/日まで増量
	ドグマチール(50mg) 　3錠　分3	・3週間後に、患者の「楽になった」との評価がなければ STEP2 の他剤に変更 ・1〜2週間後にアカシジアが見られることがある。生じれば中止

治療目標とコンサルテーション

- 1〜3週間で評価する。予後が数週間の場合、すべての気持ちのつらさに対処するのは困難なので、現実的な目標（睡眠を確保する、不安を部分的に軽減する）を設定する。
- 抑うつのスクリーニングが陽性、希死念慮がある、複雑な心配を抱えているときはコンサルテーションする。

ケアのポイント

○ **気持ちのつらさの状況の確認**：パンフ**「生活のしやすさに関する質問票」** 🆗 を使うなどして，気持ちのつらさの状況を確認する。

○ **支持的なコミュニケーション**：相手の状況をわかろうとする。しぐさや表情，声の調子や大きさなど，非言語的な表現に注意を払う。視線や声の調子などを合わせ，相手の「伝えたいこと・わかってもらいたいこと」を伝え返すことを意識する。

○ **気持ちのつらさについての話し合い**：気持ちのつらさを語れる場をつくり，対話を通じて気持ちのつらさの軽減を図る。
- 病状の理解度を確認し，誤解や不足があれば修正・補足する。
- 気がかり，悩み，心配事や問題点を整理し，対策を一緒に考える。
- 過去のストレス対処法を振り返り，試してみる。
- 治療や療養場所などの意思決定プロセスを支援する。

「つらい気持ちを聴いてもらえて楽になった」という方がいる一方で，「つらい話はしたくない」「できるだけ考えたくない」という方もいることに留意する。

○ **さまざまな症状の緩和**：痛み，悪心，便秘，呼吸困難などのつらい症状は取り除く。

○ **睡眠誘導**：睡眠を確保する。　◈ 不眠（p.94）

○ **リラックス・気分転換**：日常の中で「心地良い」「気持ち良い」と感じられることに意識を向ける。散歩や軽い運動，深呼吸やストレッチ，心地良い香りや音楽など，リラックスや気分転換につながる工夫を患者の意向に合わせて取り入れてみる。

○ **家族ケア**：患者が気持ちのつらさを抱えているとき，家族も気持ちのつらさを抱えている。一緒に協力して患者のケアを行う存在であり，患者同様にケアを必要とする存在である「セカンド・ペイシェント」の側面を意識する。
- 家族の気がかりや心配に耳を傾け，声をかけ，労う。
- 患者との接し方や家族ができるケアを工夫するなど，患者の支援に対する協力を得る。
- 必要に応じて相談支援センター，家族外来，サポートグループなどを紹介する。

気持ちのつらさの FAQ

FAQ 1　最初にどう声をかけていいかわからない

- オープンクエスチョンを用いる（「いかがですか？」「最近の調子はどうですか？」）。次いで，少しずつ気持ちのつらさについての質問に焦点を絞っていく（「気持ちがつらかったりすることはありませんか？」「何か不安に感じていらっしゃることはありませんか？」）。
- 「お薬替えてみていかがですか？」「夕べは眠れましたか？」といった，（身体のことなど）"相手にとって比較的答えやすい質問" "自分が尋ねやすい質問" から始めてみる。表情がさえないなど，観察から気づいたことを質問にして「このところ○○さんの表情が曇り気味だなと感じるのですが，何か気がかりや心配などありませんか？」などと聞いてみる。

FAQ 2　「死にたい」と言っている

▶まず考えること

- 患者のつらさを受け入れ，理解しようとする準備があることを伝える（「死にたいと思うぐらいつらいことがおありなのでしょうね」）。

▶▶次に考えること

- オープンクエスチョンを行い，苦痛を把握する（「死んでしまいたいとおっしゃいましたが，きっと何かつらいことがおありなんでしょうね。よろしかったら，そのことに関して，もう少しお話いただけませんか？」「きっと何か気がかりなことや心配なことがおありなのでしょうね。今，一番ご心配なことをお話いただけませんか？」「つらく感じていらっしゃることについてお聞きしてもいいですか？」）。
- 精神科医の受診を勧める（「気持ちのつらさについては，ストレスの専門の医師―うちの病院ですと精神科の医師ですが―にもチームに入ってもらって協力をしてもらっています。一度ご相談してみられませんか？　精神科医というと，最初は皆さん，ちょっとびっくりされる方が多いんですけど，受診して気持ちが楽になったと言われる方もたくさんいらっしゃいます」）。

FAQ 3　精神科医の診察を拒否する

▶まず考えること
- 受診したくない意思を尊重したうえで,理由を把握する(「精神科の受診を勧められてためらわれる方も多いのですが,気になっていらっしゃることをお話いただけませんか?」)。

▶▶次に考えること
- 誤解があれば訂正する(重い精神病の患者のみがかかるところ,心を見透かされる,心の良し悪しを評価される,受診したことが皆に知られる,薬を飲み始めるとやめられなくなる,弱者のレッテルを貼られる)。
- かたくなに拒否する場合,いつでも受診できることを伝えておくとともに,機会を改めて再度勧めてみる(「受診してもいいなと思われましたら,また教えていただけますか?」「先日は,精神科への受診に抵抗がおありだとおっしゃっていましたが,今はいかがですか?」)。
- 精神科医に事情を説明して,間接的に関わってもらう(カルテ診やカンファレンスへの参加)。

FAQ 4　希望がない

▶まず考えること
- 「気持ちがつらい」という表現として受け止め,「希望がない」と感じる背景を考える(「もう良くならないから」「目標がみつからないから」など)。
- 状況を理解したいという姿勢を伝えつつ,患者が「これまでよりどころにしてきたもの」を探索する(「希望がない,みつからない感じがするのですね。これまではどのようなことが支えになっていたのでしょうか?」など)。
- 患者の希望は何かを共有する。非現実的であっても,患者の生きる意味を支えるものであれば,否定せず支持する。

▶▶次に考えること
- 患者の言動から,患者が「大切にしていること」(「家族の前で見せたい姿」「~する時間」など)を見出す。
- 毎日の生活を送る中で,患者の表現する「~たい」(「~を見たい」「~へ行きたい」「歩きたい」「~に会いたい」など)に気をつける。可能な範囲で実現を支援する。
- 達成可能な目標の設定・実現をサポートする。どうすれば患者の希望が実現できるのかという視点から,可能な苦痛緩和,資源の活用,関係者のコーディネートを行う。
- 大きい希望をいくつかの小さい,実現可能な希望に分けて,ひとつずつ対処できるように目標を立てる。希望が実現されることそのものと同じように,希望が実現されると信じること自体が希望になる。

8. 治療抵抗性の苦痛

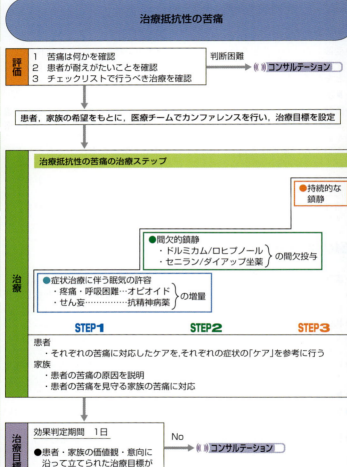

- 治療抵抗性の苦痛とは，1）すべての治療を実際に行って無効，または，2）（実際に施行してはいないが）患者の希望と全身状態から考えて予測される生命予後までに有効で，かつ，合併症の危険性と侵襲を許容できる治療手段がないことを指す。
- 治療抵抗性の苦痛はがん患者の20％程度に認められる。せん妄，呼吸困難が主である。
- 詳細については日本緩和医療学会「苦痛緩和のための鎮静に関するガイドライン」を参照し，緩和ケアの専門家にコンサルテーションすることが望ましい。

評価のポイント

- 何の苦痛に患者が耐えがたいかを確認する。
  例：「もう一度確認させてください。今おつらいのは息苦しさですよね。それは耐えられないくらいつらいのですね」
- 「治療抵抗性の苦痛と診断する前に行うべき治療のチェックリスト」（p.109）に従って，まだ検討していない治療を確認する。十分な治療を行わずに治療抵抗性と判断してはならない。有効かもしれない治療がある場合，あらかじめ評価を行う期間（数日）を限定して治療を行い，有効か評価する（time-limited trial）。
- 治療抵抗性と判断した場合，患者・家族の価値観をもとに医療チームでカンファレンスを行い，治療目標を設定する（p.110）。

治療のポイント

- コミュニケーションが維持できるように，苦痛が緩和される最小限の鎮静を行う。

STEP 1 症状治療に伴う眠気の許容

- 苦痛緩和に効果のある薬剤を副作用を生じない範囲で増量し，生じた傾眠を許容する。

疼痛・呼吸困難 疼痛 (p.14) 呼吸困難 (p.46)	呼吸数≧10回/分の範囲で，苦痛が緩和されるまでオピオイド（モルヒネ）を増量する
せん妄 せん妄 (p.88)	錐体外路症状・循環抑制を生じない範囲で，抗精神病薬をセレネース20mg/日，or コントミン50mg/日，or ヒルナミン25mg/日まで増量する

STEP2　間欠的鎮静
- 一定の時間（数時間）鎮静薬を投与し，意識の低下をもたらして苦痛緩和を得た後に薬剤を中止・減量して，意識の低下しない時間を確保する。

STEP3　持続的な鎮静
- 中止する時期をあらかじめ定めず，呼びかけに応じないような深い意識の低下を維持する。開始後，定期的に評価し，鎮静が必要な病態が続いているかを検討する。

処方例

	静脈・皮下	坐薬
STEP2	ドルミカム（10mg/A）1A ＋生食 100mL を呼吸数≧10回/分を確認して 10〜20mL/時間で入眠するまで滴下し，5〜10mL/時間で維持 　呼吸数≧10回/分なら反復　30mg/日まで or ドルミカム（10mg/A）0.5A　皮下注 　呼吸数≧10回/分なら反復　30mg/日まで or ロヒプノール（2mg/A）0.25A ＋生食 100mL を，呼吸数≧10回/分を確認して，30分で点滴静注 　呼吸数≧10回/分なら反復　2mg/日まで	セニラン坐薬（3mg）1個 or ダイアップ坐薬（4〜6mg）1個 呼吸数≧10回/分なら1時間あけて反復可　4個/日まで
STEP3	持続静注 　ドルミカム（10mg/A）1A ＋生食 22mL　1mL/時間で開始（10mg/日）。苦痛が緩和されるまで4時間ごとに 50%ずつ増量 　苦痛時　呼吸数≧10回/分なら 30分あけて1時間分早送り or 持続皮下注 　ドルミカム 5A　10mL（50mg）　0.1mL/時間で開始（12mg/日）。苦痛が緩和されるまで4時間ごとに 50%ずつ増量 　苦痛時　呼吸数≧10回/分なら 30分あけて1時間分早送り	ダイアップ坐薬（6〜10mg） or ワコビタール坐薬（50〜100mg）2〜4個/日 分2〜4を意識と苦痛の程度を見ながら投与

治療目標とコンサルテーション

- 苦痛緩和と意識の維持のバランスを患者ごとに相談し，目標を設定する。毎日評価する。
- 苦痛が治療抵抗性か判断できない，持続的・深い鎮静を行うときはコンサルテーションする。

表Ⅲ-8-1　治療抵抗性の苦痛と診断する前に行うべき治療のチェックリスト

- ●せん妄　⇨ せん妄（p.88）
- □原因を探索し，治療可能性を検討した（高カルシウム血症，低ナトリウム血症，脱水，血糖異常，感染症）
- □環境調整を行った（家族の付き添い，慣れた環境の整備など）
- □薬剤の調節をした（必須でない薬剤，神経毒性を有する薬剤の減量・中止・変更）
- □疼痛など緩和されていない苦痛を探索し，治療を行った
- □残尿・便秘による不快の対応
- □抗精神病薬を最大量まで投与した
- ●呼吸困難　⇨ 呼吸困難（p.46）
- □原因を探索し，治療可能性を検討した（胸水，上大静脈症候群，気道狭窄，肺炎，気胸，心不全，貧血，腹水）
- □酸素投与を行った
- □呼吸数≧10回/分の範囲内でモルヒネを増量した
- □不安に対する対応を行った（抗不安薬，精神的援助，リラクセーション）
- ●疼痛　⇨ 疼痛（p.14）
- □原因を探索し，治療可能性を検討した（骨折に対する固定，膿瘍に対するドレナージや抗生物質，消化管穿孔に対する外科手術など）
- □呼吸数≧10回/分の範囲内でオピオイドを増量した
- □非オピオイド鎮痛薬，鎮痛補助薬を投与した
- □神経ブロック，放射線治療，外科的治療を検討した

図Ⅲ-8-1 鎮静のフローチャート

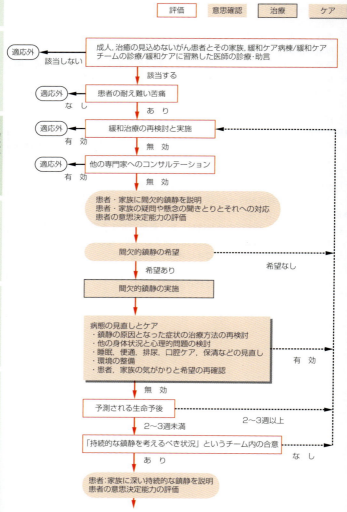

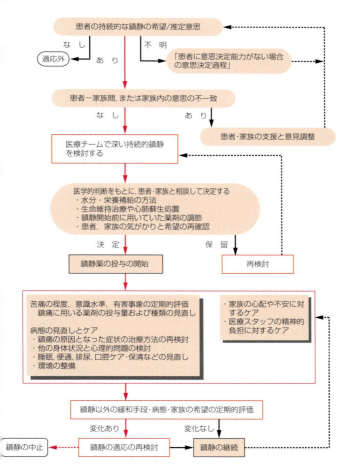

〈日本緩和医療学会 編：苦痛緩和のための鎮静に関するガイドライン（2010年版）．
http://www.jspm.ne.jp/guidelines/sedation/2010/index.php〉

ケアのポイント

- 各症状別のケアのポイントを再度参照し，現在のケアを見直し，欠けているケアを取り入れる。
  - **鎮静中のケア**：鎮静中は，患者はまったくセルフケアができないので，清潔，安楽な姿勢で過ごすことができるようにする。特に，口腔ケア・整髪・髭剃り・ベッド周囲の整頓などに配慮する。患者は深い眠りにあるが，人の気配やケアを受けていることを察知していると考え，患者の尊厳が維持できるように声かけを行い，ケアを行う時間帯にも配慮する。
  - **家族ケア**：鎮静中，家族はどのように患者と接するべきか戸惑うことが少なくなく，現状や家族不在のときの様子をこまめに伝え，患者の命を感じることができるようにする。口腔ケアや整髪など，家族にできるケアについては，ケアへの参加を促す。患者へのボディタッチも行ってもよいことを伝える（医療者が患者に接している姿が，家族の接し方に影響するので家族が接しやすくなるよう心がける）。
  - **鎮静施行時の患者・家族への説明**：説明内容は患者・家族の希望と，情報提供によって生じる益（benefits）と害（harms）とを十分に考慮した上で個別に判断する。
    ① 全身状態
    ② 苦痛の種類と程度
    ③ 鎮静の目的
    ④ 鎮静の方法
    ⑤ 鎮静が与える影響
    ⑥ 鎮静後の治療やケア
    ⑦ 鎮静を行わなかった場合に予想される状態
  - **コミュニケーション例（1）患者の意思を確認する**
    - 将来の苦痛に対する不安（「この先もっと苦しくなるのでしょうか」）が鎮静について相談するきっかけになることが多い。苦痛緩和に努めることを保証し，詳細を話し合う準備があるか確認しながら相談する。

- 「先々つらいことが増えて苦しむのではないか，と心配されているのですね。以前と違っていろいろな方法があります。私たちは○○さんのつらさがなるべく少なくなるように十分対応していきますので安心してください。今，もう少し具体的な方法についてご相談したほうがよろしいですか？」
- 「痛みはこの先少し強くなってくるかもしれません。たいていは鎮痛薬を調節して和らげることができます。ただ，状況によっては，痛みをとろうとすると眠気が増えたり，うとうとするかたちで痛みを和らげるという方法になるときもあります。もちろん，その折々の○○さんの希望を伺いながら治療していこうと思いますが，今もっと詳しく相談したほうがよいですか？」

- 「もし，鎮痛薬で痛みが十分に和らげられないときに，睡眠薬などを使って何時間か眠って苦痛をやわらげたり，つらさを感じないようにすることもできます」

○ コミュニケーション例（2）家族への説明
- 十分に他の手段を検討した結果であること，意思決定を家族のみで行う必要がないこと，生命予後を短縮しないこと，意識が回復しないときに備えた対応について伝える。

- 「今，伺ったことから考えると，十分に他の手段を検討した結果ですので，眠るようなかたちで苦しみを感じなくて済むようにしてさしあげることが一番よいと思いますが，いかがですか？ この決断はとてもつらい決断だと思います。決して，ご家族の方だけで決めてください，ということではありません。私たちは，ご家族のお考えをうかがって，一番よい方法を責任をもって行いたいと考えています」
- 「お薬を使うと寿命を短くするのではないか，とご心配されるかもしれません。苦しさがとれるだけの少しの量のお薬をゆっくりと使いますから，使ったからといって必ずしも寿命が短くなるということではありません。ただ，今，○○さんの体はとても不安定になっているので，ひょっとするとうとうとしたままで息引きとられることになるかもしれません。苦しさだけがとれることを目標として慎重に行いますが，もしものときにそなえて，お伝えしておいたほうがいい方や，そばにいていただいたほうがよい方はいらっしゃいますか？」

9. 死が近づいたときのケア

死が近づいたときのケア

評価
予後が1週間前後と予測され、下記のうち2項目以上が満たされる
① 寝たきり状態
② 半昏睡/意識低下
③ ごく少量の水分しか口にできない
④ 錠剤の内服ができない

治療
① どこで最期を迎えたいかを再確認
② 不必要な検査や治療を中止
③ 苦痛に備えてあらかじめ臨時指示を出す(コンフォートセット) ◇ 処方例 (p.116)
④ 「死が近づいたときのチェックリスト」を1日1回モニタリング
⑤ パンフ**「これからの過ごし方について」** HP を用いた説明・ケア

死が近づいたときのチェックリスト

■患者が安楽である
◆身体症状
☐ 疼痛　　　　痛みがない
☐ 呼吸困難　　呼吸困難がない
☐ 悪心・嘔吐　悪心・嘔吐がない
☐ 不穏　　　　不穏がない
☐ 気道分泌　　気道分泌による呼吸困難がない

◆日常生活
☐ 排尿　　排尿に関して患者が快適である
☐ 排便　　下痢や便秘による苦痛がない
☐ 体位　　患者が快適な体位で安全である
☐ 投薬　　すべての投薬が安全・正確に行われている
☐ 清潔　　患者の清潔が保たれ、快適である
☐ 口腔　　口腔内が湿潤し、清潔である

■家族が病状を理解している
☐ 家族の理解　患者の状況・今後の状態変化を理解している
☐ 家族の希望　家族のしてあげたいこと・したいことが達成されている

治療目標
効果判定期間　1日
● 患者・家族の意向に合ったケアが行われている

No →

FAQ 1 むせるが水が飲みたい

FAQ 2 自分でトイレに行きたい

FAQ 3 痰がゴロゴロいう

((●)) コンサルテーション

評価のポイント

- 予後が1週間前後と考えられる患者に適用する。
- 予後予測は総合的に行う。Performance staus の低下，経口摂取の低下，意識障害・せん妄，浮腫，安静時呼吸困難がみられることが多い。

☞生命予後の予測（p.11）

治療のポイント

- どこで最期を迎えたいかを確認する。
  - 移動によるリスクと療養場所の変更で得られる利益を検討し，最期をどこで迎える希望があるかを確認する。
- 不必要な検査や治療を中止する。
  - ルーチンで指示されている検査について，必要がないものは，患者への負担を説明し中止する。すべての検査を一律に中止するわけではない。
- 苦痛時の頓用指示（コンフォートセット）を出す。 ☞処方例（p.116）
  - 死亡直前に生じる症状で頻度の高いものは疼痛，呼吸困難，悪心・嘔吐，不穏・せん妄，気道分泌である。夜間でもすぐ対応できるように頓用指示をあらかじめ出しておく。
- 「死が近づいたときのチェックリスト」を1日1回モニタリングする。
- 「これからの過ごし方について」のパンフ HP を使用して家族に説明・ケアを行う。

治療目標とコンサルテーション

- 患者・家族の意向に沿ったケアが行われていることを目標とする。毎日評価する。
- 苦痛が緩和されない，日常生活のケア方法がわからない，家族の悲嘆が強いときはコンサルテーションする。

処方例 コンフォートセット（死が近づいたときの苦痛に備えた臨時指示）

	注射	坐薬・舌下
疼痛時	【オピオイド未使用】 ロピオン（50mg/A）0.5A 点滴 　1日3回まで or モルヒネ 0.3mL（3mg）皮下注 　呼吸数≧10回/分なら30分あけて反復可　1日3回まで 【オピオイド使用中】 レスキュー計算表から計算 ◈（p.161）	【オピオイド未使用】 ボルタレン坐薬（25mg） 　1個　1日3回まで or アンペック坐薬（10mg）0.3個 　呼吸数≧10回/分なら2時間あけて反復可　1日3回まで 【オピオイド使用中】 レスキュー計算表から計算 ◈（p.161）
呼吸困難時	【オピオイド未使用】 モルヒネ 0.3mL（3mg）皮下注 　呼吸数≧10回/分なら30分あけて反復可　1日3回まで 【オピオイド使用中】 レスキュー計算表から計算 ◈（p.161）	【オピオイド未使用】 アンペック坐薬（10mg）0.3個 　呼吸数≧10回/分なら2時間あけて反復可　1日3回まで 【オピオイド使用中】 レスキュー計算表から計算 ◈（p.161）
嘔気嘔吐時	プリンペラン 1A 皮下注・静注 or セレネース（5mg/A） 　0.3A 皮下注・点滴 or ポララミン 1A 皮下注・点滴 or トラベルミン 1A 皮下注・点滴 or ノバミン（5mg/A）1A 静注・筋注	ナウゼリン坐薬（60mg）1個 　1時間あけて反復可　1日3回まで
不穏時	①セレネース（5mg/A）0.5A 　皮下注・点滴 　±アタラックスP（25mg/A）1A 　皮下注・点滴 ②ドルミカム（10mg/A）0.25A 皮下注　呼吸数≧10回/分なら30分あけて反復可　1日4回まで or ロヒプノール（2mg/A） 　0.25A 点滴　呼吸数≧10回/分なら反復可 1日4回まで	リスパダール液（0.5mg）1包　舌下 or セニラン坐薬（3mg）1個 or ダイアップ坐薬（6mg）1個 or ワコビタール坐薬（50〜100mg）1個 　呼吸数≧10回/分なら1時間あけて反復可　1日3回まで
気道分泌	ブスコパン（20mg/A）1A 　皮下注・静注 or ハイスコ（0.5mg/A）0.5A 　舌下・皮下注　30分あけて反復可 　1日3回まで	ハイスコ（0.5mg/A）0.5A 舌下 　1時間あけて反復可　1日3回まで アトロピン点眼液 2〜3滴/回 舌下 　1日3〜4回

点滴：生食50〜100mLに溶解して点滴
リスパダールは舌下投与しても口腔粘膜から吸収されないが，口腔内や舌下に投与することで一部嚥下・内服投与することで効果がみられる場合がある。他に投与方法がない場合に利用する。

ケアのポイント

- **全身症状の緩和**：患者が安楽であるための諸症状のチェックを「死が近づいたときのチェックリスト」(p.114)を使って定期的に行い，症状があれば，コンフォートセット(p.116)に従って対応する。コンフォートセットで改善しなければ，各アルゴリズムに戻り検討する。
- **排泄の工夫**：排泄による苦痛や負担が増えないよう排泄の方法を検討する。また，排泄の援助により自尊感情が低下することもあるので，患者の意向を十分取り入れる。

  排尿：尿閉・排尿困難による苦痛がないかを確認し，尿閉の場合は患者と相談し，膀胱留置カテーテルの挿入や間欠導尿などを考慮する。失禁(オムツで排尿)する場合は交換のタイミングも患者の意向に沿うように検討する。トイレの利用を希望される場合は，安全に留意し，体の支えや姿勢を検討する。

  排便：食事量の減少に伴い便の量も減少するが，蠕動低下による便秘にも留意する。また，腸液などの排泄や，女性の場合は，帯下の排泄などが不定期に起こることがあり皮膚にトラブルが生じやすいため，陰部や肛門周囲の清潔保持を行う。排泄物が水様・泥状の場合には，皮膚保護のため撥水性の皮膚保護クリームや保護オイルなどの塗布を予防的に行っておくこともある。

- **姿勢の工夫**：褥瘡予防のために体位変換を定期的に行うのではなく，同一体位の持続や，骨突出部の持続圧迫などによる苦痛に対して，患者の負担にならない方法・タイミングでの体位変換を行う。除圧のためのマットレスの使用や背面のマッサージなどを検討する。また，患者の疼痛部位や呼吸に影響する姿勢を把握し，患者が安楽と思われる体位を保持できるよう枕やクッションなどを利用する。

- **清潔ケア**：動いていなくても発汗や分泌物で皮膚や寝具は汚染するので，患者に苦痛の少ない方法で清潔ケアを行う。特に，陰部洗浄は毎日行う。洗髪，ひげ剃り，手指・足の細かい部位の清潔にも配慮する。

- **口腔ケア**：口腔内の保湿・清潔保持に配慮する。

  ☞ 口腔ケア (p.140)

- **家族ケア**：家族が患者の死が近い状況を把握し，死に至る段階を理解できるように支援する。看取りの前に患者に起こる変化について家族に説明する。心臓や呼吸が止まったとき，止まっていることに気がついたとき，どうしたらよいかを説明する。家族の心配事，患者の体の変化，鎮静の適応，せん妄がある場合，気道分泌がある場合，点滴などについて話し合う。

  HP「これからの過ごし方について」

  また，患者にしてあげたいこと，家族の看取りの希望やニーズ(患者の好きな音楽をかける，必ず誰かがそばにいる，1人で逝かせたくない，死後に着せたいもの，処置に一緒に入るなど)を把握する。

パンフの使い方

- パンフ「これからの過ごし方について」[HP] を使って,以下のポイントを説明する.このシリーズには,次の6種類が含まれている.

> - これからの過ごし方について(過ごし方1)
> - これからどうなるのでしょうか(過ごし方2)
> - 苦しさは増すのでしょうか(過ごし方3)
> - つじつまがあわず,いつもと違う行動をとるとき(せん妄2)
> - のどが「ゴロゴロ」するとき(呼吸2)
> - 点滴について考えるとき(食事2)

※看取りについては,主に家族へ説明を行う.また,パンフ「**これからの過ごし方について**」を使って,看取りのケアについての導入を行い,家族の心配や不安に応じて,他のパンフを適宜使用して説明を加えていく.

これからの過ごし方について(導入)
- □ 看取りが近づいた段階の面談のときに,「○○さんを見ていらして心配されていることや,このことを聞いておきたい,こうして差し上げたいということはありませんか?」と聞き,家族の心配を明確にする.「患者さま,ご家族の心配・不安」に書き込む.
- □ 今回説明を必要とする状況を選択し,チェックをして,話し合いの順序を整理する.
- □ 家族の看取りに向けての希望を確認し, ┌─────┐ に書き込む.
- □ 看取りの環境(誰が居合わせたいか)の希望を確認する.

これからの過ごし方について(医療者が行っていくこと)
- □ 医療者が今後行っていくこと,家族でも取り入れることができるケアや工夫について話し合う.
  - 定期的な観察
  - 苦痛の緩和
  - 検査・治療方法の見直し
  - 日常生活の援助
  - 家族のケア
- □ 緊急の連絡先を確認し,どのようなことが起こったときに連絡するのかを伝える.

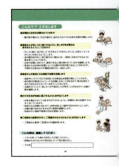

これからどうなるのでしょうか（死亡までの経過の説明，蘇生）

- 死が近づいた段階で起こる患者の変化について患者・家族に伝える。また，体の状態の自然な変化と急な変化があることを説明し，医療者と共に状況を確認するように伝える。

※家族にとってこの時期に"死"を話題にすることが非常につらいことであることを十分に配慮する。
※家族の心身の疲労に意識を向ける。
※心肺蘇生について話し合う。

＜説明例＞

- 「たいていの場合，順番に体の変化が生じてきます。最初，だんだんと眠る時間が長くなり，声をかけてもしっかりとお話するのが難しくなってきます。そうこうしていると，のどもとでゴロゴロいうような感じが出てきたり，呼吸のリズムが不規則になったり，息をするときに合わせてこう（下顎呼吸の様子を示す）顎が動くようになります。さらに，手足が冷たく脈が触れにくくなってきます。このような徴候があると，数時間から1～2日で最期を迎える方が多いようです。80％の方は，このように変化を迎えられますが，20％の方はこのような一連の変化はなく，急に息を引きとられる（急な変化で亡くなられる）ことがあります」
- 「今ご本人の様子から，ご心配に思われることはありませんか？ つらいお話ではありますが，そのときに居合わせたい方はどなたになりますか？ また，そのときにこうして差し上げたい，といったご希望はありますか？」（入院中の場合）
- 「お家にお帰りになるときに，着ていただきたい寝巻きや服，着物などありましたら，ご用意をしていただいておいたほうがよいと思います」

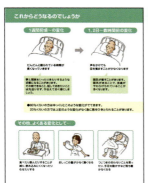

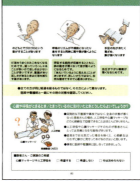

苦しさは増すのでしょうか（苦痛を生じたときの対応，鎮静）

□ 死が近づいた段階で，患者に予測される苦痛の経過と鎮静の可能性を説明する。
- 一般的に必ずしも死亡前に苦痛が強くなるとは限らない。
- 苦痛が強くなっても鎮静（意識を低下させること）により苦痛を緩和することが可能である。
- 鎮静は他の手段がないときに行う。鎮静薬は，身体に負担の少ない最小の量から開始して調整するので，生命を短縮する合併症が起こる可能性は数％以下である。いったん鎮静を開始したとしても，状況によっては中止も考慮できる。鎮静を行った後，自然に意識が戻ることもあるがそのまま死亡することも多いので，それまでに伝えたいことは伝えておいたほうがよいことを伝える。

□ 鎮静中の患者にもこれまでどおりの清潔ケアや声かけは行い，家族ができること（お気に入りの音楽，家族の会話，マッサージ，口腔ケア）を相談する。

＜説明例＞

「亡くなられる前にすごく苦しくなるのではないかと，心配をされていますか……。亡くなる前に痛みが増えてくると思われている方は多いのですが，70％くらいの方は自然にうとうとされるので，苦痛はなく過ごされます。ただ，3人にお1人くらいに痛みや息苦しさが強くなることがあります。その場合は，これまでに引き続いて苦痛を和らげるような対策を行っていきますが，もしその方法でうまく効果が得られない場合は，睡眠薬を使ってうとうとすることで苦痛を和らげる方法を考えることがあります。

　苦痛を和らげるためにまず，少ない量から睡眠薬を使います。呼吸や心臓の働きに影響するような合併症が起こるのは数％以下です。ただ，○○さんの場合，何もしなくても体を維持すること自体が難しくなってきています。苦痛を和らげるためにお薬を使用した後，眠られたまま最期を迎えられることもあるかもしれません。苦痛が増してきたときに，どのような対応をしていくのか，あらかじめ相談しておきましょう」

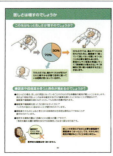
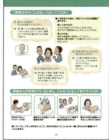

つじつまがあわず，いつもと違う行動をとるとき（せん妄）

- せん妄について抱く心配を「普段と違う患者さんの様子に，びっくりされたり，心配されたりしていることはないですか？」と話し始める。
- 家族の心配について説明・相談する。家族の心配について，「そんな気持ちになられるのは当然だと思います」と共感的に話を聞く。
- 「対応方法がわからない」と言われることが多いので，右ページを参考にして具体的な対応方法を説明する。
- 家族にできること，家族が疲れたときには1人で抱え込まないことなどを伝え，話し合う。
- せん妄の原因についての誤解が多いため，原因について十分説明する。
  - （原因が違うならば）オピオイド，痛み，性格のせいではないこと，精神病ではないことをはっきりと説明する。

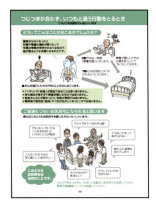
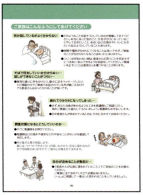

のどが「ゴロゴロ」するとき（気道分泌，死前喘鳴）
□ のどがゴロゴロする原因・治療について話し合い，個々の患者に該当する方法を説明していく。特に，吸引をするか，薬物療法を行うか，または，自然経過でみるかをよく相談する。
□ 「ゴロゴロ」について不安を抱えていることがあるので，「見ていて何にか心配なことや気にされていることはありませんか？」と話し始め，家族の疑問について話し合う。特に患者にとって症状が苦痛になっているかについて，わかりやすく説明する。

<説明例>

「このようにゴロゴロという分泌物が増えるのは，亡くなられる患者さんの半分くらいに見られる自然の経過のひとつです。ものを飲み込めなくなってくるので唾液や痰がのどにからむようになります。意識がしっかりしているとつらい症状ですが，患者さんはうとうとされていることが多いので，見ているほどつらくないと思います（患者の状況を見て苦痛を確認する）。

ゴロゴロいうのを抑えるために，点滴の量を加減していくことと，唾液の量を減らすお薬を使う方法があります（ハイスコを使用する場合：お薬は眠気が増えますので今より休まれるようになります）。今までのように痰を管で吸う方法は，手術の後など一度取ってしまえばもうたまらない場合と違い，繰り返して何度も吸引することになり，そのことがかえって患者さんの苦痛を増すことが心配されます。症状をみながら相談させてください」

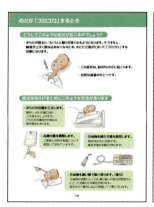

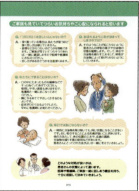

点滴について考えるとき（点滴）

- 死が近づいたときの体の変化として，食事や水分を摂る量が減ること（食事が摂れないから病状が進むのではないこと）について話し合う。
- 点滴と栄養について不安を抱えていることが多いので，「水分や栄養が摂れないことや点滴について何か心配されていることや気になっていることはないですか？」と話し始め，家族の心配に十分に共感し，疑問について話し合う。特に，食事や栄養は「生きる希望」につながることに十分配慮したうえで，脱水が苦痛を強めることは少ないが，水分過剰は胸水・腹水など苦痛になりやすいことを伝える。
- 家族でも取り入れることができるケアや工夫について話し合う。特に，栄養，食事のこと以外に家族が「してあげられた」と感じられ，患者も喜ぶことを探索する。家族の無力感や自責感を和らげる。

―＜説明例＞―

「点滴を減らすことは，見捨てることになると感じておられるかもしれません。栄養や水分の量が減るのですから，そのように感じられるのは当然のことです。しかし，今のお体の状態ですと，たとえ水分や栄養を多く入れたとしても体がうまく利用できない状態になっています。全身状態を改善することにはつながらない場合が多いです。逆に水分や栄養分が排泄できずに体にたまり，手足のむくみやお腹や胸の水となって，結果的に患者さんにとってつらい状態になったり，かえって寿命を縮めることもありえます（患者の状況に応じて評価した結果を伝える）。今の患者さんにとって，バランスのよい，負担とならない量を考えて，点滴以外にしてあげられることも一緒に相談していきましょう」

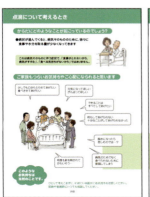
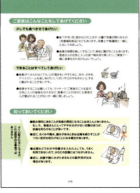

死が近づいたときの FAQ

FAQ 1　むせるが水を飲みたい，口が渇く

- しっかり覚醒していないとむせやすいので，覚醒を促す。
- しっかり声を出せるかを目安にする。
- 少し頭を上げて顎を下に引いた姿勢にする。
- 吸いのみなどを用いて少量ずつ飲ませる。
- 飲み込みが難しい場合，綿棒に水分を含ませて口腔内を湿らせる，氷片を口腔内で溶かす。
- 口渇に対しては，市販の口腔内保湿剤を利用する。

FAQ 2　自分でトイレに行きたい

- 「自分のことは自分でできること」が多くの患者にとって望ましい QOL に必要であることを認識する。患者の体に負担がかかっても，「トイレに行くこと」を強く希望する患者は少なくなく，時間を要することになっても，トイレに行ける工夫を行う。
- 「医療者から見て楽そうだから」ということではなく，何を目的として援助するのか明確にする。
- どういう方法があるかを患者と一緒に考える。

例：
- ①トイレに行くまで，排泄中，終わった後の連絡をあらかじめ相談する。
- ②トイレに行く方法の工夫：ゆっくり起きる，延長チューブを用意して酸素を投与してから，頓用薬（レスキュー）を使用してから，コルセットを着けてから。
- ③排泄中の工夫：姿勢が安定したら外で待つ，コールがあったらすぐに行けるように待機する，姿勢が安定しなければ看護師・家族が介助を行う。

FAQ 3　痰がゴロゴロいう

● 患者の意識があるか（患者にとって苦痛になっているか）を確認する。

苦痛になっていない → ・家族に患者の苦痛になっていないことを説明。
　　　　　　　　　　希望があればハイスコまたはブスコパンを開始。

苦痛になっている ↓

- 吸引を行うか，薬物療法を行うかを，患者・家族と相談する。
- 輸液量を 500mL/日以下にする。
- 希望があればハイスコまたはブスコパンを開始。

	頓用	持続投与
ブスコパン 20mg/A	1A 皮下注・静注	20mg/日持続静注・皮下注で開始 頻脈・口渇の許容できる範囲で，1日ごとに 40mg/日→ 60mg/日→ 80mg/日→ 120mg/日 まで増量
ハイスコ* 0.5mg/A	0.5A 舌下・皮下注 30 分あけて 1 日 3 回まで	0.5mg/日持続静注・皮下注で開始 頻脈・口渇・傾眠の許容できる範囲で，1日ごとに 1mg/日→ 1.5mg/日→ 2.5mg/日→ 3mg/日 まで増量

*ハイスコは鎮静作用があるため，意識の低下が好ましくない患者に使用してはならない。
せん妄を生じる場合があるので，生じたら中止する。

Ⅳ 緩和ケアのスキル

1．痛みのマネジメントのスキル
（1）オピオイドスイッチング

適応となる状態

● 鎮痛が十分でない，または，副作用のためにオピオイドの種類を変更するとき。

方法

● 原則

> ❶ 力価表に従って現在のオピオイドと等価の新しいオピオイドの投与量を求める。　オピオイド力価換算表（p.160）
> ❷ 経口モルヒネ 60mg/日以上の場合は，換算の個体差によって疼痛・副作用が増強する可能性があるので，一度に変更せずに 30 ～ 50%ずつ徐々に置き換える。徐々に変更する過程で，2つのオピオイドを併用しても構わない。
> ❸ 疼痛時指示を変更する。
> ❹ 変更後は，疼痛と眠気の観察を行う。
> ⇒ ・痛みが増強したら 30%増量する。
> 　・眠気が出たら 20%減量する。

● モルヒネ・オキシコドンからフェンタニル貼付剤への変更のときの注意
○ フェンタニル貼付剤の血中濃度が上昇するのに時間がかかるため，変更後 12 ～ 24 時間は鎮痛が悪化することが多い。1）レスキューの指示を出し，2）患者の疼痛が悪化したら血中濃度が安定するまでレスキューを使うように指導する。
○ 先行オピオイドを減量・中止するタイミング

12 時間徐放性オピオイド	内服と同時に貼付し，次回より減量（中止）
24 時間徐放性オピオイド	内服の 12 時間後に貼付し，次回より減量（中止）
オピオイド注射	貼付 6 時間後減量（中止）

○ モルヒネ・オキシコドンによる腸管抑制が減少するため，蠕動亢進を生じやすい。
・下剤の量を減量する。
・蠕動痛が起こった場合には，アンペック坐薬・モルヒネ・オキファスト静脈・皮下投与のレスキューか，ブスコパンの静脈・皮下投与を行う。
・腸閉塞による疼痛の場合には，フェンタニル貼付剤に変更すると蠕動亢進による疼痛が悪化することがあるので，他の方法を優先する。

処方例 (1) オキシコンチン120mg/日→フェンタニル貼付剤への変更

●等価換算：オキシコンチン120mg/日＝フェントステープ 6mg

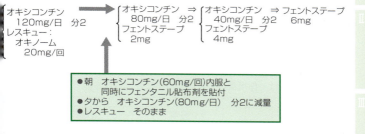

処方例 (2) カディアン180mg/日→フェンタニル貼付剤への変更

●等価換算：カディアン180mg/日＝フェントステープ 6mg

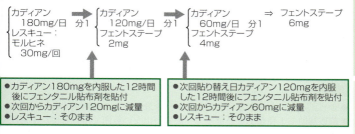

処方例 (3) モルヒネ持続静注120mg/日→フェンタニル貼付剤への変更

●換算：モルヒネ持続静注120mg＝フェントステープ 8mg

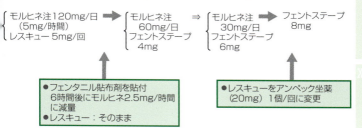

(2) 鎮痛補助薬の使い方

適応となる状態

- 神経叢浸潤・脊髄浸潤など,びりびり電気が走るような・しびれる・じんじんする痛みを治療するとき。

ポイント

- 有効率は40%であり,副作用(主に眠気)があるので,鎮痛効果を確かめながら副作用とのバランスをとる。
- 鎮痛補助薬は,作用機序からいくつかに分けられる。

作用機序	薬効分類	代表的な薬品
下行抑制系の賦活	抗うつ薬	トリプタノール,サインバルタ
ナトリウムチャネルの阻害	抗不整脈薬,抗けいれん薬の一部	キシロカイン,メキシチール,テグレトール
カルシウムチャネルの阻害	抗けいれん薬の一部	リリカ,ガバペン
GABA作動	抗けいれん薬の一部	リボトリール
NMDA受容体拮抗	静脈麻酔薬	ケタラール
抗炎症作用	ステロイド	リンデロン,デカドロン

方法

- オピオイド・非オピオイド鎮痛薬が,十分量であるか確認する。
- 鎮痛補助薬1種類を十分量まで,眠気が出ない範囲で増量して,1週間で効果を判定する。効果がなければ,他の薬剤に変更する。
- 内服が可能かによって薬剤を選択する。
- 最初にリリカを使用し,効果不十分な場合に抗うつ薬(トリプタノール,サインバルタ)を併用することが多い。

処方例

<table>
<tr><td rowspan="3">内服できる</td><td>リリカ
(75mg) 1 錠眠前で開始
・1～3日ごとに眠気のない範囲で 150mg 眠前→ 225mg 分2→ 300mg 分2まで増量
高齢者では 25mg から開始。腎機能により投与量を調節。</td><td>メキシチール
(100mg) 3 カプセル分3で開始
・胃部不快の予防のため胃薬を併用する</td></tr>
<tr><td>トリプタノール
(10mg) 1 錠眠前で開始
・1～3日ごとに眠気・便秘・せん妄のない範囲で, 20mg 眠前→ 30mg 夕・眠前→ 50mg 夕・眠前まで増量。
・口渇・精神症状・尿閉・便秘の頻度が高いので, 全身状態の悪い患者は用いない</td><td>リボトリール
(0.5mg) 1 錠眠前で開始
・1～3日ごとに眠気のない範囲で 1mg 眠前→ 1.5mg 眠前まで増量</td></tr>
<tr><td>サインバルタ
(20mg) 1 カプセル朝で開始
・1週間ごとに 40mg → 60mg まで増量。
・悪心を生じることがあるため制吐剤(ガスモチンなど)を併用する。</td><td>テグレトール
(200mg) 1 錠眠前で開始。
・1～3日毎に眠気のない範囲で, 300mg 眠前→ 400mg 夕・眠前→ 600mg 夕・眠前まで増量
・骨髄抑制があるので, 化学療法中の患者には使用しない</td></tr>
<tr><td>内服できない</td><td>ケタラール
20mg/日・持続静脈・皮下注にて開始
・1～3日ごとにせん妄, 眠気のない範囲で, 20 → 50 → 70 → 100 → 120 → 150 → 200mg/日まで増量
・せん妄, 悪夢, けいれん(脳圧亢進), 分泌物の増加が認められれば中止</td><td>キシロカイン
5mg/kg/日持続静脈・皮下投与で開始
・1～3日ごとに不整脈, せん妄, 眠気のない範囲で, 10 → 15 → 20mg/kg/日まで増量
・少量投与でもリドカイン中毒の報告があるため血中濃度を測定。けいれん, 精神症状, 不整脈, 徐脈を生じれば中止。</td></tr>
</table>

● ステロイド
- 腫瘍の神経圧迫による疼痛, 骨転移痛に使用する。
- 4～8 mg/日　分1朝, または, 分2朝昼で開始。3～5日で効果がみられれば 0.5～4 mg/日に減量維持。効果がなければ中止。

　　　　　　　　　　　　　ステロイドの使い方 (p.134)

(3) 経口オピオイドを内服できなくなったときの対処

適応となる状態

- 内服していたオピオイドを内服できなくなったとき。

方法

1. 力価表に従いオピオイドの投与経路を変更する。
   消化管閉塞による疼痛の場合，モルヒネ・オキシコドンをフェンタニル貼付剤に変更すると蠕動亢進を生じる場合があるので，モルヒネ 60mg/日以上の場合，モルヒネ・オキシコドン持続注射，アンペック坐薬に変更することを優先する。 オピオイド力価換算表（p.160）
2. レスキュー指示を変更する。
3. 変更後は痛みと眠気の観察を行う。血中濃度が安定するまで（注射・坐薬に変更した場合には24時間，フェンタニル貼付剤へ変更した場合には72時間）は必ず，観察を行う。
   痛みが増強していれば30％増量し，眠気が増強していれば20％減量する。

- 夜間・自宅など指示を出すのに時間がかかり，緊急にオピオイド投与が必要な場合，オキシコンチンやMSコンチン1回分の挿肛を指示する。この方法は継続して行わず，できるだけ早く他の投与経路に変更する。

処方例

例1 モルヒネ経口 120mg/日からの変更

① アンペック坐薬（30mg）3個/日 分3（8時間ごと）
   レスキュー：アンペック坐薬（10mg）1個
② モルヒネ持続静注
   モルヒネ注 6mL（60mg）＋生食 18mL
   1mL/時間（60mg/日）
   レスキュー：1時間分早送り
③ モルヒネ持続皮下注
   モルヒネ注 10mL（100mg）
   0.2～0.25mL/時間（48～60mg/日）
           or
   モルヒネ持続静注 10mL（100mg）＋生食 10mL
   0.4～0.5mL/時間（48～60mg/日）
   レスキュー：1時間分早送り

処方例

例2　オキシコンチン 40mg/日からの変更

① オキファスト持続静注
　　オキファスト注 3mL(30mg)＋生食 21mL
　　1mL/時間(30mg/日)
　　レスキュー：1時間分早送り
② オキファスト持続皮下注
　　オキファスト注 5mL(50mg)＋生食 5mL
　　0.2〜0.3mL/時間(24〜36mg/日)
　　レスキュー：1時間分早送り
③ アンペック坐薬(10mg) 3個/日　分3(8時間ごと)
　　or4個/日　分4(6時間ごと)
　　レスキュー：アンペック坐薬(10mg) 0.5個
④ モルヒネ持続静注
　　モルヒネ注 3mL(30mg)＋生食 21mL
　　1mL/時間(30mg/日)
　　レスキュー：1時間分早送り
⑤ モルヒネ持続皮下注
　　モルヒネ注 5mL(50mg)＋生食5mL
　　0.2〜0.3mL/時間(24〜36mg/日)
　　レスキュー：1時間分早送り
⑥ フェントステープ 2mg
　　レスキュー：アンペック坐薬(10mg) 0.5個

(4) フェンタニルによる鎮痛の開始

適応となる状態
- 腎障害でモルヒネが使えず，かつオキシコンチンの内服もできない患者。
- 悪心・嘔吐，精神症状，便秘の可能性を避けたい場合。

方法

1. フェンタニル持続静注・皮下注で開始し，フェンタニル貼付剤に変更

● 概要
① フェンタニル注射薬で鎮痛を開始する。
② 鎮痛が得られるまで 30〜50％／日ずつ増量する。
③ 24 時間以上安定した鎮痛が得られたら，フェンタニル注0.6mg/日＝フェントステープ2mg で換算し，換算量のフェンタニル貼付剤を貼付する。
④ 貼付 6 時間後に注射薬を 50％減量する。
⑤ 12 時間後に注射薬を中止し，疼痛時指示をアンペック坐薬に変更する。

● 実際の例
① フェンタニル静脈投与での鎮痛の開始
　○ フェンタニル 0.5mg（10mL）＋生食 10mL　0.4mL/ 時間（0.24mg/日）
　疼痛時 1 時間分早送り　呼吸数 ≧ 10 回／分なら 30 分あけて反復 1 日 6 回まで。

② 増量
　○ 眠気・悪心がないことを確認して，痛みの最小値が 3 以下（患者が満足する）まで，上記の希釈フェンタニル注を 2.0mL/時間（1.2mg/日）に増量した。

③〜⑤ フェンタニル貼付剤への交換
　○ フェンタニル注 1.2mg/日はフェントステープ 4mg に相当する。
　・指示：フェンタニル貼付剤を朝○時に貼付
　　　　　貼付から 6 時間後にフェンタニル注のポンプの流速を 1.0mL/時間に減量。貼付から 12 時間後に中止し，「疼痛時　アンペック坐薬(10mg)1 個　1 時間あけて 1 日 3 回まで」の指示を出す。

2. フェンタニル貼付剤の少量貼付から開始

● 概要
　○ フェントステープ（1mg）・デュロテップ MT パッチ（2.1mg）で貼付を開始，必要に応じて増量する。

(5) 神経ブロックが有効ながん疼痛

適応となる状態

- 適応となる疼痛が出現したすべての場合で適応を検討する。通常, 最初に鎮痛薬による鎮痛を行い, 効果が不十分なときに神経ブロックを行う。患者の意向によっては最初に行ってもよい。

ポイント

- 神経ブロックの適応となるがん疼痛患者は10%である。
- 全身状態が悪化してからではブロック処置そのものを行うことができないので, 早期に適応について, 専門医に相談しておくことが望ましい。
- すべての神経ブロックが運動麻痺を生じるわけではない。

方法

疼痛	主な神経ブロック	患者に重大な結果や苦痛をもたらす可能性のある合併症
膵臓がんによる上腹部の疼痛	内臓神経・腹腔神経叢ブロック, 硬膜外ブロック	蠕動亢進による消化管閉塞症状の悪化[*1], 排尿・射精障害, 下痢, 起立性低血圧
肋骨・胸壁の限局した疼痛	硬膜外ブロック, 肋間神経ブロック, 胸部くも膜下フェノールブロック, 高周波熱凝固(神経根または肋間神経)	気胸, 運動神経麻痺(まれ, ブロックにより異なる)
骨盤内臓(直腸がん・膀胱がん)による肛門痛・会陰部痛	上下腹神経叢・不対神経叢ブロック[*2]	
	サドルブロック	排尿・排便感覚の喪失
骨盤内臓(直腸がん・膀胱がん)による下腹部痛	下腸間膜神経叢・上下腹神経叢ブロック	
顔面の疼痛	星状神経節ブロック・三叉神経ブロック	血腫, ブロック時の疼痛
放射線治療を行う間の骨転移の疼痛	硬膜外ブロック	感染, 血腫
難治性の疼痛	くも膜下オピオイド鎮痛法	感染

[*1] 内臓神経ブロックは腸蠕動を亢進させることがある。消化管閉塞を生じる前に施行するほうが安全である。
[*2] サドルブロックは排尿・排便機能を失うことを前提としている。上下腹神経叢・不対神経叢ブロックは効果は著明ではないことが多いが, 機能喪失が非常に少ない。

2. ステロイドの使い方

適応となる状態

- 疼痛
- 呼吸困難（がん性リンパ管症・上大静脈症候群など）
- 悪心・嘔吐（消化管閉塞，化学療法，その他）
- 食欲低下
- 全身倦怠感
- 腹部膨満感（播種・腫瘍によるもの）

方法

漸減法	リンデロン4～6mg/日（食欲低下の場合），4～8mg/日（それ以外の場合）を3～5日間投与 ・効果なし→中止 ↓効果あり ①生命予後が不明確，または，3カ月以上 　長期投与による合併症を避けるため1～5日間の短期投与を反復 ②生命予後が3カ月未満 　長期投与による合併症を観察しながら，効果の維持できる最少量に漸減（0.5～4mg/日）
漸増法	0.5mg/日から開始し，0.5mg ずつ4mg/日まで増量

● 合併症の予防と対策
　○ 開始前に，胃十二指腸潰瘍，結核，糖尿病の既往について確認する。

	予防	対策
満月様顔貌	長期投与の30%に生じる。投与前に十分に説明する	減量
胃潰瘍	NSAIDsと併用する場合が多いので，プロトンポンプ阻害薬などを併用する	
高血糖	高カロリー輸液と併用する場合，ジプレキサ・セロクエルを使用している場合，定期的に血糖を観察する	減量 インスリンなど
口腔カンジダ症	患者にセルフケアを指導する	抗真菌薬*
精神症状	開始時に患者・家族に説明し，生じた場合には連絡するように伝える	減量 コンサルテーション

*イトリコナゾール，フルコナゾールなどCYP3A4に関する相互作用に注意。関連する併用薬がある場合は，ファンギゾン含嗽を使用。

3. 高カルシウム血症の治療

適応となる状態

- オピオイドの副作用と類似した症状（悪心・嘔吐，食欲不振，眠気，せん妄，便秘，口渇）が認められた場合，血液検査を行って除外する。

ポイント

- がん患者の15%にみられる。
- 臨床症状は悪心・嘔吐，食欲不振，眠気，せん妄，便秘，口渇である。オピオイドの副作用と似ているため，見逃されることが多い。
- 骨転移がなくても生じる。
- 生命予後が不良である要因であり，原疾患が制御されていない場合，初回の高カルシウム血症から死亡までは1～3カ月のことが多い。

評価

- 血液検査を行う。
  - アルブミン値で補正し，12mg/dL 以上を治療対象として検討する。栄養状態の悪い患者では実測値は見かけ上低くなるため見逃しやすい。

  - 補正カルシウム値＝カルシウム値＋（4－アルブミン値）
  例：
  　同じカルシウム 10mg/dL でも，アルブミンが 4mg/dL ある患者では補正値も 10mg/dL だが，アルブミンが 2mg/dL であれば補正値は 12mg/dL となり，治療が必要になる。

- 症状が患者にとって苦痛になっているかを評価する。傾眠だけの症状の場合，カルシウム値を補正して意識が改善することにより，苦痛が増悪する可能性がある。

治療

- ビスホスホネート製剤を用いる。投与後数日からカルシウム値が低下し始め，7～10日で効果がみられる。治療効果は投与のたびに減弱する。

ゾメタ 4mg ＋生食 100mL　15 分以上かけて点滴
腎機能により用量調整

- 脱水を伴っていることが多いため，生食 500～1500mL/日の補液を行う。ビスホスホネート製剤の登場前に行われていた大量補液は，終末期では輸液に伴う心不全，胸水・腹水の悪化の可能性が高いため行わない。

4. 持続皮下注射

適応となる状態

- 薬剤の内服が困難(悪心・嘔吐,消化管の通過障害,嚥下困難,意識低下など)。
- 下血や吐血により消化吸収が不良。
- 内服や坐薬による症状マネジメントが不可能。
- 痛みや呼吸困難が非常に強く,短期間での症状マネジメントが必要。
- レスキュー対応を速やかに行うことが必要。
- 体位変換が困難。

方法

<準備するもの>
- 持続注射器(バッテリー内蔵の持続注射器:ニプロ製インフュージョンポンプ,テルモ製テルフュージョンシリンジポンプ(a)など。バルーン圧縮式持続注射器:バクスターインフューザーポンプ(b)など)

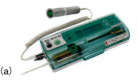
(a)

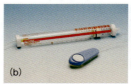
(b)

- 24〜27G静脈留置針,注射器,エクステンションチューブ(4Fr),フィルムドレッシング材(透明で皮膚の状態が観察できるもの:オプサイトやテガダームなど),アルコール綿

<穿刺方法>
① 薬液のプライミング:薬液の入った注射器とエクステンションチューブを接続。機械を使用する場合は,注射器を固定する押し子を完全にセットし,早送りをしながらルートに薬液を満たす。

② 穿刺部位の選択:前胸部,腹部,大腿部など。
  - 皮下脂肪組織が厚く,固定がしやすく,できる限り日常の動作に不便を感じない部分(特に前胸部,腹部)に穿刺する。

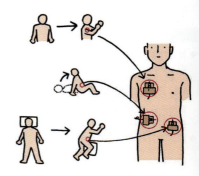

③注射部位を消毒後，消毒した部位が不潔にならないように皮膚をつまむ。皮膚をつまんだときに，指と指の間に幅が1 cm以上あることを確認する。

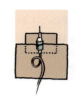

④患者に声をかけ，すみやかに穿刺する。
- 血管を避け，筋肉に到達しないように注意する。
- 皮膚のしわに沿った方向に刺すと留置針が折れにくい。

⑤刺入後，血液の逆流，強い痛み，末梢のしびれがないかを確認する。

⑥刺入後周囲をフィルムで固定し，チューブはループをつくり粘着テープで固定する。
- 針の交換：穿刺部位は約1週間ごとに変更する。皮膚に痛み，発赤・腫脹が見られた場合は抜去し，別の部位に穿刺する。

⑦注射内の開始前の薬液量を確認。

⑧ポンプの開始ボタンを押す。

⑨ポンプを携帯用バッグに収め，患者の邪魔にならない安全な位置に設置する。
- S字フックを使用しベッド柵にかけたり，移動時はひもを肩にかける，携帯バッグに入れるなどする。

⑩患者の衣類を整え，ねぎらいの言葉をかける。アラームが鳴ったときの対処法を説明しておく。
- アラームは，閉塞時，残量が少ないとき，充電が必要なとき，停止状態が続いたときに鳴る。

<レスキュー（早送り）の方法（テルモ TE361 の場合）>
①停止ボタンを押す。
②早送りボタンを押し続け，急速注入する。
③必要量が注入されたら，開始ボタンを押し，注射を再開する。

<注射器の交換方法>
①停止ボタンを押す。
②注射器を取り外し，取り外した注射器と新しい注射器の患者名，薬液名が一致していることを確認後，新しい注射器をセットする。
③充填を行い，スライダーが押し子を押した状態にする。
- 押し子とスライダーの間，フランジとスリットの間に隙間があると，開始後しばらくの間，薬液は注入されないため充填が必要となる。
- プライミングの方法：早送りボタンを押して，注射器先端または注射針先端から薬液が出てくることを確認する。

④取り外した注射器からチューブを外し，外したチューブを新しくセットした注射器に接続する。

⑤注射器内の薬液量を確認後，開始ボタンを押す。

※プライミングが不十分だったり，ルート内に気泡があると，指示量の薬剤が一定時間注入されず，症状が増強する場合がある。

5. 皮下輸液

適応となる状態

- 静脈からの血管確保が困難。
- 認知症やせん妄のため静脈注射が危険。
- 経口摂取・静脈からの投与ができないが，補液が必要。
- 中心静脈からの輸液を希望しない。
  - 禁忌：DIC（播種性血管内凝固症候群），出血傾向，浮腫の強い患者

方法

<準備するもの>
- 20～24G 静脈留置針，エクステンションチューブ，フィルムドレッシング材（透明で皮膚の状態が観察できるもの：オプサイトやテガダームなど），テープ類，アルコール綿，輸液薬剤，輸液セット，点滴スタンド

<穿刺方法>
①指示票と薬剤と患者名を確認する。
②輸液の準備を行う。
③患者に説明する。点滴を始めると，徐々に腫れてくること，冷たさを感じることもあるが，問題ないことをあらかじめ説明する。
④穿刺部位の選択：注射部位を決め，体位を整える。
  - 胸部上部，腹部，大腿上部などの皮下脂肪があり，浮腫がないところや，皮膚がたるんでいる部分，体動があっても抜去されにくい場所を選ぶ。皮膚疾患のある部位，臍周囲5cm，ズボンやパンツのゴムが締め付ける部分は避ける。

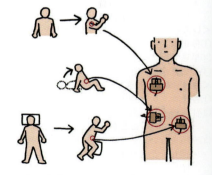

⑤消毒した部位が不潔にならないように皮膚をつまむ。皮膚をつまんだときに，指と指の間の幅が1cm以上あることを確認する。

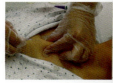

⑥患者に声をかけ，すみやかに穿刺する。
- 血管を避け，筋肉に到達しないように注意する。
- 皮膚のしわに沿った方向に刺すと留置針が折れにくい。

⑦刺入後，血液の逆流，強い痛み，末梢のしびれがないかを確認する。

⑧刺入部周囲をフィルムで固定する。

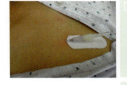

⑨テープで接続部より後方を皮膚に固定する。
皮膚の損傷を防ぐため，ガーゼや絆創膏などで針の接続部と皮膚の間にクッションを当てる。

⑩輸液の注入を開始する。
- 20～100mL/時間程度で開始し，痛みがある場合は減速する。薬液は一時的に皮下にたまってから（浮腫になってから）ゆっくり吸収される。

⑪刺入部位の疼痛・発赤・感染などを確認する。

※ 注意事項
- 滴下が遅くなった場合，刺入部を温める，軽くマッサージを行う，固定が強すぎないか確認する。
- 発赤がある場合はすみやかに抜去し，別の部位に穿刺し直す。
- 刺入部周囲に冷たさを訴える場合：ホットパックなどで温める。
- 針を留置し，数日ごとに場所を変更する。または，翼状針を用いて毎回投与後に抜針（金属針による外傷に注意）。
- 滴下速度を速くすると痛みが生じやすいので，皮下の吸収に合わせて調節する。
- 刺入部位の膨隆は1日で引くならば様子を見る。それ以上吸収が遅いようであれば，穿刺部位を変更する。
- 不穏やせん妄で点滴を抜こうとする場合，輸液の必要性を再検討する。また，パジャマの袖に通すなどの工夫をする。
- 点滴終了後に針を留置する場合，生理食塩水やヘパリン生食などの注入を行わなくてもよい。

6. 口腔ケア

適応となる状態

- 自分で歯磨きができない。
- 経口摂取量が低下し、口腔内の自浄作用が低下している。
- 口腔内の乾燥が著しい、口腔カンジダ症や口内炎、痛みがある。
- 不顕性誤嚥による肺炎のリスクが高い。

方法

- 口腔のセルフケアが可能な場合、負担のない範囲でなるべく患者本人に実施してもらう。

<基本的な手順>
①義歯を外し、うがいをする。義歯清掃を行う。②粘膜への付着物を除去し、歯を清掃する。③最後に舌苔を除去しうがいをして義歯を装着して終了。
※意識レベルの低下や嚥下機能に問題があり、うがいが困難であれば、スポンジブラシを使用して、口腔内を清拭し、うがいの代用とする。

> **義歯について**
> 菌の繁殖を予防することと口腔粘膜を休ませるため、夜間(もしくは時間を決めて)義歯を外し、義歯洗浄剤に浸しておく必要がある。これは口腔カンジダの予防にもなる。

<口腔トラブルに応じたケア>
1) 口渇・口腔乾燥がある場合
 ①**氷片や水を口に含む**:かき氷やレモン水などでもよい。氷片は表面が融解したものを使用し、過度の粘膜吸着を回避する。
 ②**口腔用保湿剤を使用**:スプレータイプよりジェルタイプのほうが、効果が長持ちする。口腔ケアの前後に塗布すると、ケア前は加湿、ケア後は保湿となる。
 ③**部屋の湿度を保つ**:加湿器を使用したり、シンクや浴槽にお湯を張るなどする。不快でなければマスクをする。

2) 口内炎がある場合
○ まず口内炎がある部位を確認し、うがいなど口腔内の保清に努める。
- 痛みを伴う場合は、表面麻酔薬(キシロカイン:ゼリーやビスカス)を使用する。口内炎の範囲を確認し、その部分のみに麻酔薬を塗布する。広範囲の場合は、誤嚥に注意してキシロカイン含嗽する。口腔内の痛覚を抑えた状態で、生理食塩水を浸した綿球や毛先の柔らかいブラシなどの、刺激の少ない清掃器具を使用してケアを行う。清掃器具の使用が困難な場合は、含嗽を頻回に行う。口腔用ステロイド薬を使用する場合、必ず口腔ケア後に塗布する。範囲が狭い場合はステロイド軟膏を、広い場合はステロイド噴霧剤を使用する。軟膏は量が多すぎると逆に汚染源となりかねないので、薄めに塗布する。

3) 口腔カンジダ症がある場合
○義歯を装着している場合,特に義歯清掃を徹底する。口腔掃除も実施したうえでイトリゾール,フロリードゲル,ファンギゾンシロップを使用する。アゾール系の抗真菌薬は,相互作用に注意する。痛みがあれば表面麻酔薬を使用してもよい。

4) 悪心・嘔吐がある場合
○嘔吐直後は吐物により口腔内のpHが低下しているため,放置しておくと口腔内環境が悪化する原因となる。口腔ケアをすべきであるが困難な場合,水で含嗽だけでも行う。食事直後は悪心・嘔吐を引き起こしやすいため,ケアは避けたほうがよい。舌後方,軟口蓋,咽頭部は敏感で刺激を感じやすいため,極力触れない。清掃器具はなるべく小さいものを使用する。悪心・嘔吐が持続しているときは可能な範囲でケアを行う。歯磨剤が悪心・嘔吐を誘発することがあるので,使用しなくてもよい。

5) 経口摂取量低下,あるいは摂取していない場合
○唾液分泌量が減少し,自浄作用が低下しているため,口腔粘膜に剥離上皮や痰などが堆積しやすく,舌苔も付着しやすい。十分な口腔ケアが必要である。

6) 呼吸困難がある場合
○呼吸状態にもよるが,痰の付着などにより口腔内が汚染されていることが多く,可能な限りケアを実施する。酸素飽和度をモニタリングし,マスクをつけ外しながらケアを行う。鼻カニューレに変更してもよい。

7) 死亡直前の場合
○意識が低下しているなどで,誤嚥のリスクが高い場合がほとんどであるため,水分の使用には十分に注意する。口腔ケアを実施することで苦痛が伴うようであれば中止し,口唇面のみの清掃や保湿など,簡単に実施できる口腔ケアにとどめ,患者の負担をなるべく小さくする。

表Ⅳ-1 口腔トラブルに応じた薬剤

口腔乾燥	口腔用保湿剤	ウェットケアプラス*・バトラージェルスプレー(スプレー)・マウスウォッシュ*(洗口液)・オーラルバランス*・リフレケアH・ビバジェルエット(ジェル)
	唾液分泌促進剤	サラジェン
	人工唾液	サリベート
	含嗽	ハチアズレなど
口内炎	ステロイド外用薬	ケナログ・デキサルチン・アフタッチ・サルコート
口腔カンジダ症	抗真菌薬	フロリードゲル・イトリゾール・ファンギゾンシロップ
口腔内の痛み	ハチアズレ・キシロカイン含嗽水(遮光で保存) 蒸留水(500mL)・ハチアズレ(5包)・4%キシロカイン(5〜15mL)	

*医薬部外品

7. 在宅緩和ケアのスキル

（1）消化管閉塞により内服・飲水ができなくなった場合の対応

● 消化管閉塞により内服・飲水ができなくなった場合にするべきことは，
  ⓐ 内服薬の投与経路の変更
  ⓑ 消化管閉塞の緩和治療
  ⓒ 水分・栄養補給の検討
  である。

● ①〜③の対応をとり数日〜1週間経過をみて，内服・飲水が可能になれば再び内服・飲水を開始する。回復しなければ，現治療を継続するか，その他の治療があるかを検討するための検査を行うかなどを検討する。

ⓐ 内服薬の投与経路の変更

オピオイドの定時投与がない場合は，経口で出されている臨時指示を坐薬など投与可能な経路に変更する。オピオイドの経口投与が行われている場合には，①持続皮下・静脈投与，②経皮投与，③坐薬のいずれかに変更する。原則として同じオピオイドを使用する。経口モルヒネを持続皮下・静脈投与にする場合は（3分の1〜）2分の1量を，オキシコドンを持続皮下・静脈投与にする場合は4分の3倍量を使用する（換算方法によって多少の誤差がある）。フェンタニル貼付剤に変更した場合には，血中濃度が上昇するのに時間がかかるため，必ず疼痛時に速放性オピオイドを利用できるようにしておく。

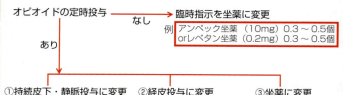

ⓑ 消化管閉塞の緩和治療

消化管閉塞の緩和治療として，悪心・嘔吐への対応，痛みへの対応を行う。ステロイドの投与で消化管閉塞が再開通しやすくなる可能性が示唆されているので，短期投与を試みてもよい。悪心・嘔吐への対応としては，サンドスタチンまたはブスコパンで消化液の分泌を抑制する。悪心が強い場合には，中枢性制吐剤を併用する。プリンペランは，がん性腹膜炎の消化管閉塞こよる悪心・嘔吐では蠕動を亢進させ，症状を悪化させることが多い。

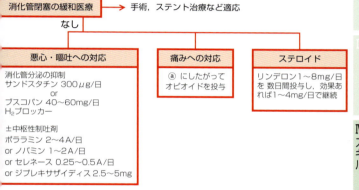

ⓒ 水分・栄養補給の検討

水分・栄養の検討は，患者の全身状態と体液過剰症状（胸水・浮腫）を目安にする。一般的に，積極的な栄養治療は，全身状態が良く，体液過剰症状がない場合に適応となる。全身状態が悪いか体液過剰症状が強い場合には，適応にならない。体液過剰症状がある場合，輸液を行わないこともある。患者・家族の価値観も踏まえてよく相談する。

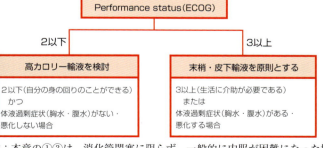

注：本章の①③は，消化管閉塞に限らず，一般的に内服が困難になった場合にも応用できる。

(2) 死亡直前期の臓器不全による呼吸困難とせん妄の対応

- 死亡直前期には，不可逆的な臓器不全による症状である呼吸困難とせん妄が生じやすい
- 行うべきことは，
  ⓐ 病態が不可逆的であることの診断
  ⓑ 患者・家族への説明
  ⓒ 苦痛の緩和
  である。
  - まず，症状が不可逆的な臓器不全によるものであることを診断し，治療の目的は「苦しくなく最期を迎えられることであること」を患者・家族と共有する。治療目標について同意が得られれば，呼吸困難に対してはモルヒネ，せん妄に対しては抗精神病薬を使用する。効果が不十分な場合には，苦痛緩和のための鎮静を検討する。

ⓐ 病態が不可逆的であることの診断

呼吸困難の病態（原因）が，がん性リンパ管症，肺転移など不可逆的であることを確認する。せん妄の原因が，肝不全，低酸素血症など不可逆的であることを確認する。治療可能な要因（呼吸困難では肺炎，慢性閉塞性肺障害の急性増悪，気胸など，せん妄では抗コリン性薬物，高カルシウム血症など）を見逃さないように注意し，患者・家族の意向によって治療の可能性を検討する。

ⓑ 患者・家族への説明
●治療目標を相談
「穏やかにウトウトとしながら過ごせる」「2～3時間でもよく眠れる」など，どのような状態であれば看取りに向けて安心して過ごせるか，患者・家族と治療目標を相談する。呼吸不全を合併している患者では，傾眠で苦痛を和らげることを目標とすることが多い。

ⓒ 苦痛の緩和

皮下・静脈投与が容易にできない環境では坐薬を中心とする。皮下・静脈投与が容易にできる環境ではPCA機能を持ったポンプを利用して薬物の持続皮下・静脈投与を行う。呼吸困難に対する治療薬はモルヒネ，せん妄に対する治療薬は抗精神病薬である。通常の緩和治療では，症状緩和が困難な場合には，苦痛緩和のための鎮静を検討する。

		皮下・静脈投与が容易にできる環境		皮下・静脈投与が容易にできない環境	
通常の緩和治療	呼吸困難	オピオイドを使用していない患者		**定期投与** アンペック坐薬（10mg） 1〜1.5個/日 （8〜12時間毎）	**苦痛時** 1回分追加 （2時間あける）
		定期投与 モルヒネ注 5〜10mg/日 持続皮下・静脈投与から開始	**苦痛時** 1時間分早送り* 50％ずつ増量 （4時間毎）	（内服が可能であればオプソなど内服でもよい）	
		経口オピオイドを使用している患者（例、右参照）		例◆　オキシコンチン 40mg or 経口モルヒネ　60mg ↓ オキファスト・モルヒネ注 20〜30mg/日　持続皮下・静脈投与	
		定期投与 内服投与量の等価換算量のモルヒネ持続皮下・静脈投与から開始	**苦痛時** 1時間分早送り* 50％ずつ増量 （4時間毎）		
		フェンタニル貼付剤を使用している患者（例★、右参照）		例★　フェントステープ　2mg or デュロテップ MT パッチ 4.2mg ↓ モルヒネ・オキファスト注 15mg/日　持続皮下・静脈投与を併用　早送り 4mg/回**	
		定期投与 等価換算量の 50％程度のモルヒネの持続皮下・静脈投与を併用 （経皮フェンタニルは継続）	**苦痛時** 1日合計オピオイド量の 5〜10％を早送り* 50％ずつ増量 （4時間毎）		
	せん妄	**定期投与** セレネース注 5〜20mg/日 持続皮下・静脈投与	**不眠時** 点滴静注 セレネース 0.5A＋アタラックス 0.5A	**定期投与** リスパダール 0.5〜1mg 夕	**不眠時** 1回分追加 （1時間あける） 以下の坐薬を使用してもよい

↓ 効果がないとき 苦痛緩和を優先するとき

	皮下・静脈投与が容易にできる環境		皮下・静脈投与が容易にできない環境	
苦痛緩和のための鎮静	**定期投与** ドルミカム注 10〜20mg/日 持続皮下・静脈投与	**不眠時** 1時間分早送り* 50％ずつ増量 （4時間毎）	**定期投与** セニラン坐薬（3mg）1個 or ダイアップ坐薬（6〜10mg）1個 or ワコビタール坐薬（100mg）1個 （8〜12時間毎）	**不眠時** 1回分追加 （1時間あける）

* PCA 付バルーンポンプまたは電動ポンプを利用
** 1日合計オピオイド量が，フェンタニル貼付剤がモルヒネ注 30 mg / 日相当で，50％分のモルヒネ持続注射 15 mg / 日を併用するため合計 45 mg/ 日。レスキューは，その 10％前後で 4 mg と設定。モルヒネ注 10mg ＝オキファスト 10mg。

(3) 看取りのときの臨時指示例

看取りの時期の自宅で可能な臨時指示例をいくつか挙げる。

ⓐ 経口オピオイドを使用しておらず苦痛の程度が少ない場合
- **疼痛時** 効果のあるものを使用。効果のない場合は,不眠時・不穏時を使用してもよい
  ①アンヒバ坐薬（200 mg）2個　1日4回まで
  ②レペタン坐薬（0.2 mg）0.5個　2時間あける　回数制限はない
  〔または　アンペック坐薬（10 mg）0.3個〕
- **呼吸困難時** 効果のない場合は,不眠時・不穏時を使用してもよい
  ○レペタン坐薬（0.2 mg）0.5個　2時間あける　回数制限はない
  〔または　アンペック坐薬（10 mg）0.3個〕
- **不眠時・不穏時**
  ①セニラン坐薬（3 mg）1個　1時間あける　回数制限はない
  ②ダイアップ坐薬（6 mg）1個　1時間あける　回数制限はない
  〔または　ワコビタール坐薬（100 mg）1個〕
- **悪心・嘔吐時**
  ○ナウゼリン坐薬（60 mg）1個
- **発熱時**
  ○アンヒバ坐薬（200 mg）2個　1日4回まで

ⓑ 経口オピオイドを使用しており,皮下・静脈投与が容易にできない場合
- **疼痛時・呼吸困難時** 効果のない場合は,不眠時・不穏時を使用してもよい
  ○アンペック坐薬＊個　2時間あける　回数制限はない
  〔＊1日に投与されている経口モルヒネ換算量から計算する〕
  ◆ オピオイド力価換算表（p.160）
- **不眠時・不穏時**
  ①ダイアップ坐薬（6～10 mg）1個　1時間あける　回数制限はない
  ②ワコビタール坐薬（100 mg）1個　1時間あける　回数制限はない
- **悪心・嘔吐時**
  ○ナウゼリン坐薬（60 mg）1個
- **発熱時**
  ○アンヒバ坐薬（200 mg）2個　1日4回まで
- **痰がゴロゴロいうとき**
  ○ハイスコ 0.5 A 舌下（注射薬をシリンジに入れて常備しておく）
  or アトロピン点眼液を数滴舌下投与

ⓒ **皮下・静脈投与を使用する場合**
（坐薬を使用できない場合）
- **疼痛時・呼吸困難時** 効果のない場合は，不眠時・不穏時を使用してもよい
  - モルヒネの持続注入ポンプを早送り　15分あける　回数制限はない
    （1日に投与されているモルヒネ換算量の5〜10％を目安とする）
    4時間ごとに50％ずつ増量
- **不眠時・不穏時** 効果のあるものを使用してよい
  - リスパダール1 mg 舌下
  - or セルシン注射薬 0.5 A（または，ドルミカム注射薬 0.5 A）を舌下
    （注射薬をシリンジに入れて常備しておく）
  - or ドルミカムの持続皮下・静脈注射を開始　(p.106)
  - or ドルミカム 0.25〜0.5 A 皮下注
- **悪心・嘔吐時，痰がゴロゴロいうとき**
  - ハイスコ 0.5 A 舌下
    （注射薬をシリンジに入れて常備しておく）

V 悪い知らせを伝える

1. 悪い知らせを伝える方法

準備	・事前に重要な面談であることを伝えておく ・プライバシーは保たれているか ・十分時間はあるか ・電話は切ったか ｝を確認する ・家族の同席の意向を尋ねたか ・基本的な態度

起	面談を開始する ・患者の気持ちを和らげる言葉をかける ・経過を振り返り，病気の認識を確認する ・家族にも同様に配慮する ・他の医療者を同席させるときは患者の了承を得る
承	悪い知らせを伝える ・直前に心の準備のための言葉をかける ・わかりやすく明確に伝える ・感情を受け止め，気持ちをいたわる言葉をかける ・写真や検査データを用いる，紙に書く（パンフレットの利用） ・患者の理解度を確認，速すぎないか尋ねる ・質問や相談があるかどうか尋ねる
転	治療を含め今後のことについて話し合う ・標準的な治療，とりうる選択肢について説明する ・推奨する治療法を伝える ・がんの治る見込みを伝える ・セカンドオピニオンについて説明する ・患者が希望をもてる情報も伝える ・患者の日常生活や仕事，利用できるサポートについて伝える
結	面談をまとめる ・要点をまとめて伝える ・説明を用いた紙を渡す ・今後も責任をもって診療にあたること，決して見捨てないことを伝える ・患者の気持ちを支える言葉をかける

ポイント

- ●「悪い知らせの伝え方」のモデルである SHARE は，わが国で開発された。

SHARE

- S　Supportive environment（環境をつくる）
- H　How to deliver the bad news（悪い知らせを伝える）
- A　Additional information（付加的な情報を伝える）
- R&E　Reassurance and Emotional support（安心感を伝え，気持ちに配慮する）

- ●重要なことは，①場を設定する，②患者の認識・意向を知る，③希望を支え質問を促しながら伝える，④精神的支援をすることである。
- ●地域・施設によって，それぞれの役割を医師，看護師，精神心理専門職などで分担してチームとして患者・家族を支援する。

「場を設定する」

- ●プライバシーの保たれた場所と時間を確保する。（ナースステーションの一角や大部屋のベッドサイドは避ける）。
- ●誰と聞きたいかを患者に確認し，希望する家族の同席を促す。

「患者の認識・意向を知る」

- ●患者が「今，病気について気がかりなこと，知っていること」を確認しながら情報を伝える。患者の心配にこたえることができ，ギャップを小さくできる。
- ●患者が「どのくらい病気について知りたいと思っているか」を確認する。すべての患者がすべての情報を知りたいと望んでいるわけではない。

―＜コミュニケーション例＞――――――――――――――――――

- ○「患者が病気について気がかりなこと，知っていること」を確認する。
  - ・「今から病気についてご説明いたしますが，その前に特にここを聞いておきたいとか，今こういうことが気がかりということがあれば教えていただけますか？」
  - ・（看護師）「○○さん，今日面談ですね。せっかくだから今○○さんに何か気になっていることがあったら，そのことを先生に聞いてみませんか？今日の面談ではどのような話があるか，先生からお聞きになっていますか？（今日の面談で先生からこんな話があるんじゃないかとか，予想されていることはありますか？）」
- ○患者がどれくらい知りたいと思っているかを確認する
  - ・「病気や治療について，全部，説明を聞いて自分で決めたいという方もお

られますし、悪い話だったらあまり聞きたくないという方もおられます。○○さんはこれまでどのようにしてこられましたか？ これから病状のことや検査結果のお話をする必要があると思いますが、どのようなご希望がありますか？」

「希望を支え，質問を促しながら伝える」

- 「できないこと」と併せて、必ず「できること」（「なるべく体力を維持できる治療にしましょう」「まず、食欲や痛みをや和らげることに重点を置きましょう」）を伝える。
- 質問を医師から促す。

「精神的支援をする」

A つらい気持ちを表出することは当然であることを伝える。
B 患者の気持ちと心配に関心をもっており、一緒に考えていくことを伝える。
C つらい気持ちはだんだん治まって、今までと同じように対処できるようになることを伝える。

＜コミュニケーション例＞A～Cのポイントを下線で示す

○悪い知らせの後，泣いているとき
「<u>A こういう厳しいお話があったときに涙が出てくるのは、本当に当然です</u>。そういうときは我慢しないで、涙を出してあげたほうがいいですよ。今ちゃんと泣いたほうが <u>C 気持ちも落ち着いてきますから</u>。<u>B 心配なことがあったらいつでも聞いてくださいね</u>」（呼吸のリズムに合わせて腕や背中をさするなど単純な言葉かけがよい）

○どういう気持ちでいるかを知りたいとき
- 「つらいお話でしたね……。でも○○さん、落ち着いた様子で先生のお話をきちんと聞いておられた様子でしたよ。<u>B 今、何かわかりにくかったところや聞いておきたいことなどはありませんか？……そうですか。後でも構いませんのでいつでも言ってくださいね</u>。まずは今の状態を知って、次の選択肢を <u>B 一緒に考えていきましょう</u>」
- 「先生が……と言っていたことにちょっとひっかかりがあったように見えたのですが、何か気になったことがありましたか？」
- 「きっといろんなことが頭の中をよぎっていると思うのですが、少しお聞かせ願えますか？」

悪い知らせを伝えることのFAQ

FAQ 1　患者が聞きたくないとき

- A　なぜ聞きたくないと思っているのかを確認し，理由に対処する。
- B　誰に伝えてほしいと思っているかを確認する。
- C　今後気持ちが変わったらいつでも説明することを伝える。

―＜コミュニケーション例＞――――――――――――――――――――

- 「A 今はあまり詳しいことは聞きたくないお気持ちなのですね。何か心配していることはありますか？……ああ，そうなんですね……」
- 「……そうですか。では，B ○○さんはどなたに説明を聞いてもらいたいとお考えですか？……なるほど，娘さんにということですね。娘さんを頼りにしておられるのですね。わかりました。今日の説明は娘さんにさせていただきます。でも C もしこの先○○さんが気になっていることをお伝えしたほうがよければ教えてください，いつでもお話しますから」

FAQ 2　家族が聞かせたくないとき

- A　なぜ聞かせたくないと思っているのかを確認し，理由に対処する。
- B　患者はどのくらい知りたいと思っているか，知りたくないなら誰に伝えてほしいと思っているかを確認し，患者の意向を家族に伝える。
- C　「患者の権利により伝えるか伝えないか」の二択ではなく，「もし伝えなかったとしたらどういう不都合が生じるか」「患者が最もよい治療を受けるために今何を伝えたらいいか」に焦点をあてる。
- D　伝えた後の精神的支援を一生懸命行うことを伝える。

―＜コミュニケーション例＞――――――――――――――――――――

- 「○○さんにつらい思いをさせたくないというお気持ちなのですね。何か他に A 患者さんに伝えるとこうなるんじゃないかと心配していることはありますか？……ああ，そうなんですね……」
- 「患者さんにお話しないで治療を進めていくのは難しいこともあります。お薬を渡されるときにも抗がん剤とか麻薬などと書いてあるので，自然に患者さんの目に止まるようになります。また，本当でないことを言い続けないといけないつらさや，もし，何かを隠していたことがわかったときに裏切られたという気持ちもつらいと思います。何よりもつらいことは，C 本当のことに向き合って一緒に決めていくということができなくなることも先々あると思います」
- 「今考えないといけないことは……をするか，しないで経過を見るかのところですから，すべてではなくても，C ……のところを……という言葉でお伝えしてみようと思っています。お伝えした後，もちろん，気持ちの落ち込みはあると思いますから，医師・看護師を含めて D チームで一生懸命サポートしたいと思っています」

2. 緩和ケアを紹介する

エッセンス

- 一般的に使用される「緩和ケアへの移行」という言葉は，①緩和ケアチームなど専門緩和ケアサービスの利用（主治医はそのまま），②緩和ケア病棟・在宅療養支援診療所・他の病院への転院（主治医の交代），③抗がん治療の中止，の3つの要素を含む言葉である。3つの内容を区別してコミュニケーションを行う。

緩和ケアチームへの紹介

ポイント

- 「時期」ではなく，「苦痛」に焦点をあてる。
- 患者が「今必要としていること」に合わせる。

＜コミュニケーション例＞

「痛み，眠れない，吐き気が止まらない(つらいところ)を診てもらいましょう」
- 望ましくない例
  - 「末期だから診てもらいましょう」
  - 「もうすることはないので，診てもらいましょう」

緩和ケア病棟や在宅医療への紹介

ポイント

- 紹介する医療機関でどのような治療が行われているのかを知っておく。
- 「将来考えうる選択肢のひとつ」としてなるべく早く伝える。
- 緩和ケア病棟は「積極的に緩和ケアを行う場である」ことを伝える。今，患者が受けている治療のうち継続される治療を伝える。
  - 「治療がないから」「治療をやめる」「積極的な治療はしない」「通常の治療だけ」「対症療法のみ」「何もしない」のような否定的な言葉を用いない。

＜コミュニケーション例＞（施設の実情に合わせて伝える）

「ところで，少し先のことかもしれませんけど，もし病気が悪くなったときのことについて少し相談しておいたほうがいいですね。こういう病気ですと，先々，通院できなくなることが予想されます。そういうときに，緩和ケア病棟を利用したり，先生に往診で診てもらったりすることもできます。通院が難しくなったときに，どこで療養するかを相談したいと思います。

在宅での往診については，24時間対応できる診療所と訪問看護ステーションがあり，入院で行っている治療のほとんどを自宅で行うことができます。もちろん，ご希望があればいつでも入院することができます。

緩和ケア病棟の入院は予約してから時間がかかることも多いので，あらかじめ予約しておいて，必要なときになったら使えるようにしておくこともできます。緩和ケア病棟で治療を受けるメリットは，症状や苦痛に対処する専門の訓練を受けた医師と看護師がいること，ご家族と一緒にいられる時間が長いことです。デメリットは，主治医が代わること，がんそのものに対する治療は原則として行わないことですが，これは，緩和ケア病棟に入院しているから行わないというよりは，全身状態からみて治療が負担になる場合が多いという意味です。通常の内科的治療は行いますし，もしまた化学療法をするご希望があれば違う病棟に移動することもできます。
　詳しいことは，担当者やパンフレットがありますので，いつでもご相談ください」

抗がん治療を中止する

ポイント

- がんに対する治療を中止することがすべての治療を中止することと同義ではなく，今後も患者の希望が達成できるように最大限の治療を継続して行うことを，具体的な目標とともに伝える。「何もできません」と言わない。
- 治療する・しないという文脈から，患者にとって重要な人生の目標を明らかにすることに焦点をあてる。目標は，複数存在してもよいし，お互いに矛盾してもよい。

＜コミュニケーション例＞

「治療を続けていくことにもメリットとデメリットがあります。同じように，治療を今お休みすることにもデメリットだけでなくてメリットがあります。治療を続けた場合のメリットは，がん自体が小さくなるということです。デメリットは，むしろ治療をしたために体力が低下したりつらい症状が増えたりして，今できることがしにくくなることです。
　治療をしなければ治療によるダメージはないので，治療に使う労力を他の大切なことに当てることもできます。治療を休んでいる間は，なるべく体力が維持できる治療を最大限に行いましょう。今，○○さんが大切にしたいことは何ですか？　それを達成できるように考えていきたいと思います。……では，具体的には，……を目標にしましょう」

3. 答えにくい質問
答えにくい質問の FAQ

FAQ 1　治癒が目標にできなくなったとき
「効果がなくてもいいから何かしてください」「今までの治療は無駄だったんでしょうか?」「本当に治らないんでしょうか?」

ポイント

- A 治療効果がなかったことに対する失望や不安の感情は通常の反応であることを認め,共感を示す。「大丈夫」「心配いらない」など安易に励まさない。
- B 考えられる選択肢の利益・不利益を挙げ,セカンドオピニオンなど「納得して決められた」と思えることを目標に話し合う。
- C 患者の価値観を大切にする。「病気と闘いたい」患者には,治療をしながら苦痛緩和を行えることを伝える。
- D 説明が足りないために誤解していることと,不安に対する反応として病気を理解していないかのような反応をすること(否認)を区別する。否認に対しては「納得をさせる」として説明を繰り返さない。

<コミュニケーション例>

- 「治療効果が思うように出ず残念です。A そういうお気持ちになられるのは当然のことだと思います」
- 「いくつか考えられる選択肢を挙げて,それぞれのメリットとデメリットを表にしてみます。……私たちはこのように考えていますが,他の先生の意見を聞かれたり,ご家族みんなで話し合われたり,B 十分に考えて納得した,ということを選びましょう」
- 「もちろん,少ない可能性にかけて治療を行うこともひとつの決断と思います。C 抗がん治療を続ける間もなるべく苦痛が小さくなるようにいろいろな緩和治療を行うことができます」

FAQ 2　余命についての質問:「私の命はあとどれくらいなのでしょうか?」

ポイント

- A 患者が余命について心配していることを理解したことを示す。
- B 患者が余命について質問したとき,余命そのものを知りたいわけではないことが多い。まず,余命に関する質問をした理由をたずね,具体的なことに対応する。
- C 余命の長さそのものに関心がある場合,まず,患者がどれくらいと感じているかを確認したうえで,どの程度具体的に伝えてほしい希望があるかを確認する。
- D 具体的な見込みを希望する場合,幅をもった期間を予測の不確実性とともに伝える。「……まで」「あと……」という幅のない断定的な伝え方をしない。

─── <コミュニケーション例> ───────────────────

- 「A これからの命のことが気になるのですね。そのことを B 心配されている**何か具体的なことがおありですか？** ああ，……のことを心配されているのですね。それでしたら……（具体的なことに対応する。例：半年後に結婚式がある→「半年後に確実にどうこうということではないでしょうが，今より体力が落ちていていろいろなことをするのが大変になっていると思いますから，少し早められるならそのほうがいいと思います」）」
- 「具体的な長さのことを心配されているのですね。C **ご自身ではどれくらいという感じがしていらっしゃいますか？** ああ，……とお感じなのですね。医師も先のことが確実にわかるわけではありませんが，C **ある程度の見通しを詳しくお話したほうがよろしいですか？**」
- 「今の病状ですと，D **だいたい，何カ月から何カ月の範囲（月の単位）を考え**ます。ただこれは，あくまで平均ですので，D **人によってかなり違いがあります**」

FAQ 3　怒り：患者が怒っている

ポイント

- 怒りの理由が実際にどのようなものかを患者に確認する。
- ケアに対する不満，コミュニケーションの行き違いなど医療者に非がある場合，謝罪し，対策を講じる。
- 具体的な事由がなく「理不尽」な怒りの場合，病状進行や死の恐怖に対する心理的反応として周囲に怒りを表出していることがある。患者の気持ちを聞く機会を設ける。この場合，怒りは容易に収まらないことも多く，時間をおき，落ち着くのを待つことが必要なことがある。
- 怒りの対象となっている医療者や家族をサポートする。

FAQ 4　沈黙：患者が黙ってしまって何を聞いても答えてくれない

ポイント

- もともと口の重い人だったか，もともとはよく話す人が何かをきっかけにして話さなくなったのかを考える。
- 意識障害，せん妄，うつ状態かを専門家に相談する。
- 家族に話をするかを確認する。家族には変わりなく接しているときは，家族を仲介者として患者の気持ちを伝えてもらうよう依頼する。患者の「今は話したくない」気持ちを尊重しつつ，清拭や日常のケアを丁寧に行う，患者に関心をもっていることを態度で示す（「今日は昨日より少し眉間のしわが減りましたね」「今はそっとしておいてという感じなんですね」の声をかける）。
- 患者の沈黙の意味（「怒り」「あきらめ」など）を考える。

VI 資料
1. オピオイドについての資料 (1) オピオイド製剤一覧

	成分名
24時間徐放性オピオイド 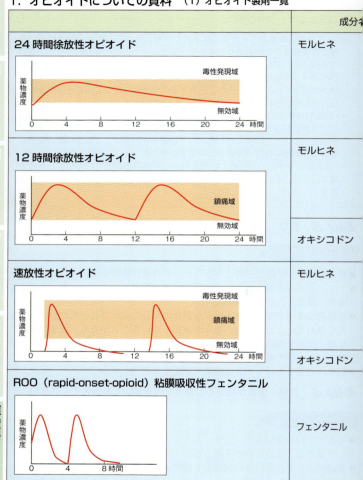	モルヒネ
12時間徐放性オピオイド	モルヒネ
	オキシコドン
速放性オピオイド	モルヒネ
	オキシコドン
ROO (rapid-onset-opioid) 粘膜吸収性フェンタニル	フェンタニル

※図は，正確な薬物動態ではなく，徐放剤・速放剤のイメージを示す

商品名	剤形	投与経路	規格
パシーフカプセル	カプセル剤	経口	30, 60, 120mg
カディアンカプセル	カプセル剤	経口	20, 30, 60mg
カディアンスティック	粒剤	経口	30, 60, 120mg
ピーガード錠	錠剤	経口	20, 30, 60, 120mg
MSコンチン錠	錠剤	経口	10, 30, 60mg
MSツワイスロンカプセル	カプセル剤	経口	10, 30, 60mg
モルペス細粒	細粒	経口	2%：10mg/0.5g 6%：30mg/0.5g
オキシコンチン錠	錠剤	経口	5, 10, 20, 40mg
オキシコドン徐放カプセル	カプセル剤	経口	5, 10, 20, 40mg
モルヒネ塩酸塩	散剤	経口	―
モルヒネ塩酸塩錠	錠剤	経口	10mg
オプソ内服液	液剤	経口	5mg/2.5mL, 10mg/5mL
アンペック坐薬	坐薬	経直腸	10, 20, 30mg
オキノーム散	散剤	経口	2.5mg/0.5g, 5mg/1g, 10mg/2g
アブストラル	舌下錠	経口腔粘膜（舌下）	100, 200, 400μg
イーフェン	バッカル錠	経口腔粘膜（上顎臼歯の歯茎と頬の間）	50, 100, 200, 400, 600, 800μg

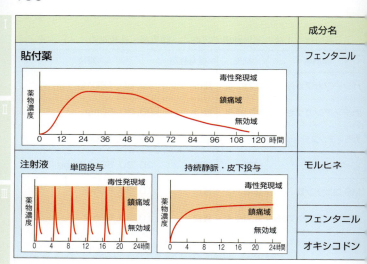

	成分名
貼付薬	フェンタニル
注射液 単回投与 / 持続静脈・皮下投与	モルヒネ
	フェンタニル
	オキシコドン

	商品名	剤形	投与経路	規格
72時間	デュロテップMTパッチ	貼付剤	経皮	2.1, 4.2, 8.4, 12.6, 16.8mg
	フェンタニル3日用テープ（HMT）	貼付剤	経皮	2.1, 4.2, 8.4, 12.6, 16.8mg
24時間	フェントステープ	貼付剤	経皮	1, 2, 4, 6, 8mg
	ワンデュロパッチ	貼付剤	経皮	0.84, 1.7, 3.4, 5, 6.7mg
モルヒネ塩酸塩注射液(1%)		注射剤	静脈・皮下	10mg/mL, 50mg/5mL
モルヒネ塩酸塩注射液(4%)		注射剤	静脈・皮下	200mg/5mL
フェンタニル注射液		注射剤	静脈・皮下	0.1mg/2mL, 0.25mg/5mL, 0.5mg/10mL
オキファスト注		注射剤	静脈・皮下	10mg/1mL, 50mg/5mL

(2) オピオイド力価換算表

経口・坐薬・経皮	経口モルヒネ (mg/日)	30	60	120	180	240	300
	モルヒネ坐薬 (mg/日)	20	40	80	120		
	オキシコンチン (mg/日)	20	40	80	120	160	200
	フェントステープ (mg/日)	1	2	4	6	8	
	デュロテップMTパッチ・フェンタニル3日用テープHMT(mg/3日)	2.1	4.2	8.4	12.6	16.8	
	ワンデュロパッチ (mg/日)	0.84	1.7	3.4	5	6.7	
	コデイン (mg/日)	180					
	トラマール (mg/日)	150	300				
	レペタン坐薬 (mg/日)	0.6	1.2				
静脈・皮下	モルヒネ注 (mg/日)	15	30	60	90	120	150
	フェンタニル注 (mg/日)	0.3	0.6	1.2	1.8	2.4	3.0
	オキファスト注 (mg/日)	15	30	60	90	120	150

● オピオイド等鎮痛力価換算表

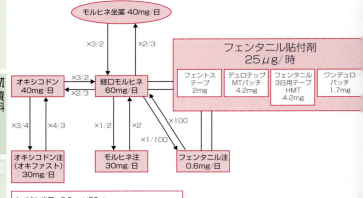

3）オピオイドのレスキュー計算表

経口・坐薬

定時オピオイド					レスキュー(mg/回)		
モルヒネ (mg/日)	オキシコンチン (mg/日)	フェントステープ (mg/日)	デュロテップMTパッチ フェンタルテープ 3日用HMT (mg/3日)	ワンデュロパッチ (mg/日)	モルヒネ経口	モルヒネ坐薬	オキノーム
10	10						2.5
20	15				5	5	2.5
30	20	1	2.1	0.84	5	5	2.5
40	30				5	5	5
60	40	2	4.2	1.7	10	5	5
90	60	2+1	4.2+2.1	1.7+0.84	15	10	10
120	80	4	8.4	3.4	20	10	15
180	120	6	12.6	5	30	20	20
240	160	8	16.8	6.7	40	20	30

● 皮下・静脈
  ○ 持続投与の1時間分を早送り。
  ○ 効果がなく，かつ，呼吸数≧10回/分，眠気・嘔気がなければ，1.5〜2時間分を使用してもよい。

● レスキューに使用できるオピオイド

塩酸モルヒネ散	
オプソ	5, 10mg
塩酸モルヒネ錠	10mg
アンペック坐薬	10, 20, 30mg
オキノーム散	2.5, 5, 10mg

  ○ オキシコンチン，MSコンチン，デュロテップMTパッチのような徐放性オピオイドを，疼痛増量時のレスキューとして使用してはならない。

● ROO (rapid-onset-opioid) 粘膜吸収フェンタニル（アブストラル，イーフェン）

1日量から投与量を決めずに，最少量から増量して，至適投与量を決める。それぞれのバイオアベイラビリティ（生物学的利用率）が異なるため，各製剤ごとに至適投与量を決める。

2. 緩和ケアで使用される向精神薬一覧

死亡直前期の症状緩和に使用されることの多い向精神薬をまとめた。以下の薬剤で，ほとんどの死亡直前期の緩和治療を行うことができる。保険適応はないものが多い。

	投与可能な経路	半減期（時間）*	鎮静効果	注意事項
抗精神病薬				
セレネース	内服，皮下注，静脈投与	24	弱い	錐体外路症状，アカシジア
リスパダール	内服**	4（未変化体），22（主代謝物）	弱い	腎機能低下時の排泄遅延(活性代謝物)
コントミン	内服，静脈投与	12	中程度	錐体外路症状，アカシジア
ジプレキサ	内服，口腔内崩壊錠	31	中程度	高血糖，抗コリン性副作用
鎮静薬				
セニラン坐薬	坐薬	23	中程度	
ダイアップ坐薬	坐薬	35 0〜100(活性代謝物 30〜200)	強い	
セルシン注射液	舌下			
ドルミカム注射液	皮下注，静脈投与，口腔粘膜	2〜6	非常に強い	長期投与の耐性形成・離脱
ワコビタール坐薬	坐薬	50〜140	非常に強い	酵素誘導
フェノバール注射液	皮下注			

*半減期はおよその目安を示す。
**リスパダールは舌下投与しても口腔粘膜から吸収されないが，口腔内や舌下に投与することで一部嚥下され，効果がみられる場合がある。
他に投与方法がない場合に利用する。

3. 参考文献

ガイドライン
- 日本緩和医療学会 緩和医療ガイドライン作成委員会 編:がん疼痛の薬物療法に関するガイドライン(第2版). 金原出版, 2014
- 日本緩和医療学会 緩和医療ガイドライン作成委員会 編:がん患者の消化器症状の緩和に関するガイドライン2017年版(第2版). 金原出版, 2017
- 日本緩和医療学会 緩和医療ガイドライン作成委員会 編:がん疼痛の呼吸器症状の緩和に関するガイドライン2016年版(第2版). 金原出版, 2016
- 日本緩和医療学会 緩和医療ガイドライン作成委員会 編:苦痛緩和のための鎮静に関するガイドライン(第1版). 金原出版, 2010
- 日本緩和医療学会 緩和医療ガイドライン委員会 編:終末期がん患者の輸液療法に関するガイドライン2013年版. 金原出版, 2013

教科書
- Hanks G, et al (eds):Oxford Textbook of Palliative Medicine. 5th ed, Oxford University Press, 2015
- Bruera E, et al (eds):Textbook of Palliative Medicine and Supportive Care. 2nd ed, Hodder Arnold, 2016

関連団体のホームページ
- 日本緩和医療学会〔http://www.jspm.ne.jp〕
- 日本ホスピス緩和ケア協会〔http://www.hpcj.org/〕
- 緩和ケア継続教育プログラム PEACE PROJECT〔http://www.jspm-peace.jp/〕

VII 索引

1. FAQ 一覧

● **オピオイドの導入の FAQ**
1 嘔吐した……………28
2 眠気が強い……………28
3 意識障害・精神症状を生じた ……………28
4 効果がない……………28
5 患者がオピオイドを使いたくない……………29
6 家族が患者に説明してほしくない……………29

● **残存・増強した痛みの治療の FAQ**
1 フェンタニル貼付剤を増量しても鎮痛効果がない……………38
2 しびれる痛みがとれない……………39
3 レスキューを使用してもよくならない……………39
4 痛みが移動する……………39

● **呼吸困難の FAQ**
1 酸素マスクやカニューレを嫌がる……………54
2 患者が喀痰の吸引を苦痛とする……………54
3 眠気を嫌がる……………54
4 「このまま死んでしまうのではないか」とパニックになる……………55
5 呼吸数が低下したが,呼吸困難がある……………55

● **悪心・嘔吐の FAQ**
1 食事をしたい希望がある……………65
2 眠気が強い……………65
3 胃管挿入・留置の苦痛が強い……………66
4 経鼻胃管を挿入しているにも関わらず,
　　悪心・嘔吐が緩和されない……………67

● **便秘の FAQ**
1 麻痺による膀胱直腸障害があり,
　　排便のマネジメントが難しい……………76
2 直腸内に硬便が充満していて排便が困難……………76
3 大腸刺激性下剤を使用すると腹痛を訴える……………76

● **腹部膨満感の FAQ**
1 腹水穿刺の処置の苦痛が強い……………77
2 腹水ドレナージにより,腎障害・電解質異常・循環動態が悪化したが,
　　「腹水を抜いてほしい」と訴えている……………77

● **食欲の低下の *FAQ***
  1 むせるが，経口摂取を希望する……………86
  2 浮腫・腹水の症状があるが，輸液を希望する……………86
  3 患者は希望しないが，家族が輸液を希望する……………87

● **倦怠感の *FAQ***
  1 死が近い患者が「言いようがなく身のおきどころのないだるさ」
    を訴える……………87

● **せん妄・不眠の *FAQ***
  1 せん妄のため，点滴を抜いてしまう……………99
  2 家族が「モルヒネのせいではないのか」と心配している
    ……………99

● **気持ちのつらさの *FAQ***
  1 最初にどう声をかけていいかわからない……………104
  2 「死にたい」と言っている……………104
  3 精神科医の診察を拒否する……………105
  4 希望がない……………105

● **死が近づいたときの *FAQ***
  1 むせるが水を飲みたい，口が渇く……………124
  2 自分でトイレに行きたい……………124
  3 痰がゴロゴロいう……………125

● **悪い知らせを伝えることの *FAQ***
  1 患者が聞きたくないとき……………151
  2 家族が聞かせたくないとき……………151

● **答えにくい質問の *FAQ***
  1 治癒が目標にできなくなったとき……………154
  2 余命についての質問:「私の命はあとどれくらいなのでしょうか?」
    ……………154
  3 怒り:患者が怒っている……………155
  4 沈黙:患者が黙ってしまって何を聞いても答えてくれない
    ……………155

2. 事項索引

【ア】
アカシジア…100
悪液質…58
アセトアミノフェン…18, 24, 34, 40
アタラックスP…64, 96
アフタッチ…141
アルダクトン…73
アルブミン…135
アンペック坐薬…35, 49, 116, 127, 157
胃管挿入…66
痛みの閾値…20, 36
痛みの治療…30, 38
イトリゾール…141
インフリー…19
ウェットケアプラス…141
うつ病…101
エクステンションチューブ…138
MSコンチン錠…157
MSツワイスロンカプセル…157
悪心・嘔吐…44, 56, 60, 62, 65, 141
オーラルバランス…141
オキシコドン…24, 38, 69, 142, 156
オキシコンチン…24, 25, 28, 34, 50, 127, 130, 131, 156, 160, 161
オキシマイザー…54
オキノーム…25, 34, 35, 127, 156
オキファスト…24, 160
オピオイド…22, 24, 26, 28, 29, 35, 40, 50, 72, 73, 95, 126, 130, 142
オピオイドスイッチング…30, 40, 41, 42, 43, 44, 45, 89, 126
オピオイドの減量…41, 43, 45
オピオイドの副作用対策…14
オピオイド力価換算表…160
オプソ…49, 157
温罨法…74

【カ】
喀痰の吸引…54
家族ケア…84, 92, 103, 112, 117
カディアン…25, 127, 157
ガバペン…128
下部消化管閉塞…64
間欠的鎮静…106, 108
感染症…47
気管支喘息…47
気胸…47
希死念慮…101
キシロカイン…128, 129, 140
気道狭窄…47
気持ちのつらさ…100, 103, 104
胸水…47
経口オピオイド…146
ケナログ…141
倦怠感…82, 84, 87
抗うつ薬…94, 95, 100, 102, 128
高カルシウム血症…58, 88, 89, 135
抗がん治療…153
口腔カンジダ症…141
口腔乾燥…141
口腔ケア…54, 60, 80, 92, 117, 140
抗けいれん薬…128
抗コリン薬…58
抗精神病薬…42, 43, 88, 90, 94, 95
口内炎…141
抗ヒスタミン薬…58
抗不安薬…46, 48
抗不整脈薬…128
呼吸困難…46, 47, 48, 50, 52, 54, 107, 109, 141, 144
呼吸数低下…55
呼吸不全…47, 48, 55
呼吸リハビリテーション…52
コデイン…24, 25, 28, 51, 160
コミュニケーション…29, 48, 65,

66, 86, 87, 90, 99, 103, 112, 149, 150, 152
コンサルテーション…17, 23, 32, 33, 41, 43, 45, 49, 57, 63, 69, 73, 79, 83, 90, 95, 102, 108, 115
コントミン…91
コンフォートセット…114, 115, 116

【サ】

在宅医療…152
在宅緩和ケア…142
サルコート…141
酸化マグネシウム…25, 69
酸素マスク…54
サンドスタチン…62, 63, 64
ジェイゾロフト…102
死が近づいたときのケア…114
持続静脈注射…34
持続痛…15, 30, 32, 34
持続的鎮静…106, 108, 110
持続皮下注射…136
ジプレキサ…43, 45, 57, 58, 91, 134
消化管蠕動促進薬…58, 63, 78
消化管ドレナージ…62
消化管閉塞…62, 142
消化器症状…56, 62, 68, 72, 78
症状評価…6, 7
上大静脈症候群…47
上部消化管閉塞…64
食欲低下…78, 80, 86
徐放性オピオイド…126
シリンジ…136
神経障害性疼痛…15
神経ブロック…40, 41, 42, 43, 44, 45, 133
腎障害…58
浸透圧性下剤…68, 69
心囊水…47
心不全…47

水分・栄養補給…143
睡眠薬…95, 96
スキンケア…74
ステロイド…46, 48, 57, 58, 59, 63, 82, 83, 128, 129, 134
生活指導…70
生活のしやすさに関する質問票…6
清潔ケア…117
静座不能症…101
精神科…105
制吐薬…44, 45, 56, 57, 62, 63
生命予後…11
咳…51
セニラン坐薬…49, 91, 96, 108, 116
ゼリー…140
セレネース…43, 58, 64, 91, 116
セロクエル…43, 91
せん妄…12, 42, 88, 92, 99, 107, 109, 121, 144
ゾメタ…136
ソラナックス…49, 102

【タ】

ダイアップ坐薬…49, 91, 96, 108, 116
大腸刺激性下剤…68, 69
痰…51
治療ステップ…30, 40, 56, 68, 72, 78, 82, 88, 94, 100, 106
治療抵抗性の苦痛…106, 109
鎮静…110, 112
鎮痛補助薬…128
低酸素血症…99
デキサルチン…141
テグレトール…128, 129
デパス…49, 96, 102
デュロテップMTパッチ…34, 38, 132, 159, 160, 161
疼痛…14, 16, 22, 30, 40, 42, 44, 47, 109
疼痛の評価シート…5, 8

疼痛マネジメント…126
ドーパミン受容体拮抗薬…58, 101
ドグマチール…102
突出痛…15, 31, 33, 35, 38
ドラール…96
トラベルミン…28, 45, 58, 64, 116
トリプタノール…128, 129
ドルミカム…49, 90, 108, 116

【ナ】
ナイキサン…19
内臓痛…15
ナウゼリン…45, 58, 79
ナウゼリン坐剤…64
眠気…40, 54, 57, 65
のどがゴロゴロ…122
ノバミン…25, 28, 41, 45, 58, 64, 116

【ハ】
ハイスコ…51, 116, 125
排泄…117
排尿…117
排便…117
ハイペン…19, 35
パシーフカプセル…157
ハチアズレ…141
パニック…55
パンフ…21, 27, 37, 53, 61, 71, 75, 81, 85, 93, 98, 118
ピーガード錠…157
非オピオイド鎮痛薬…15, 43
皮下輸液…138
ビスホスホネート製剤…135
ヒスロン…78, 79
評価…17, 23, 32, 41, 43, 45, 47, 57, 63, 69, 73, 79, 83, 89, 95, 101, 115
貧血…47
ファンギゾン…141
フィルムドレッシング材…136

フェンタニル…24, 25, 38, 130, 158, 159
フェントステープ…127
不穏…114
深い鎮静…108
副作用対策（オピオイドの）…30, 31, 40, 42, 44
腹水…47, 86
腹水ドレナージ…72, 73, 77
腹部膨満感…72, 77
浮腫…12, 86
ブスコパン…51, 58, 116, 125
不眠…94, 97, 99
プリンペラン…58, 62, 64, 79, 116
プルゼニド…69
プロトンポンプ阻害薬…134
フロリードゲル…141
ベタナミン…82, 83
ヘパリン…139
ベンザリン…96
ベンゾジアゼピン…42, 89, 90
ベンゾジアゼピン系抗不安薬…100, 102
ベンゾジアゼピン系睡眠薬…90
便秘…68, 70, 74, 76, 80
ホットパック…74
ホリゾン注射薬…49
ボルタレン…17, 19
ボルタレンSR…19
ボルタレン坐剤…19, 35, 116
ポンタール…19

【マ】
マイスリー…96
マウスウォッシュ…141
マッサージ…70, 74
味覚異常…80
看取り…146
メキシチール…128, 129
モービック…19
モルヒネ…24, 25, 35, 38, 48, 49, 69, 99, 116, 126, 130, 156, 160,

161
モルヒネ塩酸塩…157
モルヒネ塩酸塩錠…157
モルヒネ塩酸塩注射液…159
モルヒネ坐薬…160
モルペス細粒…157

【ヤ】
ユーロジン…96
輸液…63, 79, 86, 138
抑うつ…84
余命…154

【ラ】
ラキソベロン…69, 76
ラクツロース…69, 76
ラシックス…73
リスパダール…43, 45, 58, 91, 116
リスミー…96
利尿薬…72, 73
リボトリール…128, 129
リンデロン…49, 58, 64, 79, 83, 128, 134
レスキュー…14, 17, 18, 23, 26, 33, 36, 39, 95, 116, 127, 137, 161
レペタン坐薬…160
レリフェン…19
レンドルミン…96
ロキソニン…19, 25, 35
ロピオン…17, 19, 116
ロヒプノール…91, 96, 108
ロラメット…96

【ワ】
ワイパックス…49, 102
ワコビタール坐薬…91, 96
悪い知らせを伝える…148, 151

【欧文】
COPD…47
Karnofsky Performance Scale…13
NSAIDs…16, 17, 19, 41, 134
Palliative Performance Scale…13
Palliative Prognostic Score…11
SNRI…102
STAS-J…5, 7
WHO 方式がん疼痛治療法…15

3ステップ 実践緩和ケア〔第2版〕

発　行	2012年 7月20日　第1版第1刷
	2023年10月 3日　第2版第2刷ⓒ
編　集	森田達也・木澤義之・梅田　恵・久原　幸
発行者	工藤良治
発行所	株式会社 青海社
	〒113-0031 東京都文京区根津1-4-4 河内ビル
	TEL 03-5832-6171　FAX 03-5832-6172
装　幀	Atelier Z たかはし文雄
印刷所	モリモト印刷 株式会社

本書の内容の無断複写・複製・転載は，著作権・出版権の侵害となることがありますのでご注意ください．

ISBN 978-4-902249-90-3　C 3047

JCOPY ＜(社)出版者著作権管理機構 委託出版物＞
本書の無断複写は著作権法上での例外を除き禁じられています．
複写される場合は，そのつど事前に，(社)出版者著作権管理機構
（電話 03-3513-6969, FAX 03-3513-6979, e-mail: info@jcopy.or.jp）の許諾を得てください．